TRAITÉ

DES

FLUEURS-BLANCHES.

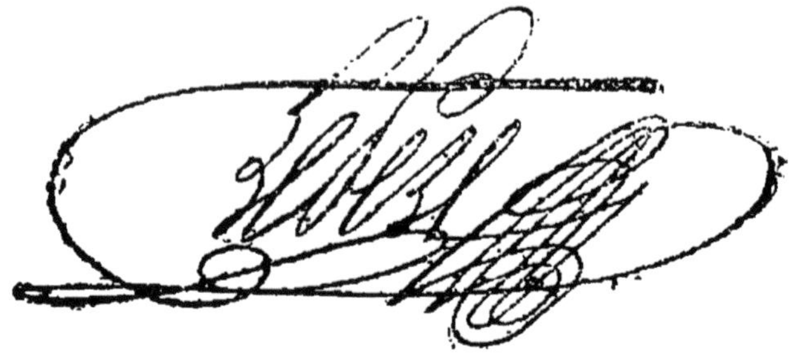

Se trouve aussi,

IMPRIMERIE DE J. TASTU, RUE DE VAUGIRARD, N° 36.

TRAITÉ

DES

FLUEURS-BLANCHES,

DE LEURS CAUSES, DE LEURS SUITES, ET DE LEUR TRAITEMENT ;

SUIVI D'UN MÉMOIRE SUR UN NOUVEAU REMÈDE CONTRE LA COLIQUE DE PLOMB.

PAR V. LEPERE,
PHARMACIEN A PARIS.

***

Un remède nouveau est la plus glorieuse et la plus utile des acquisitions que puisse faire la médecine. L'histoire de cette science place au premier rang ceux qui ont inventé, renouvelé ou perfectionné des méthodes thérapeutiques d'un usage plus ou moins étendu.

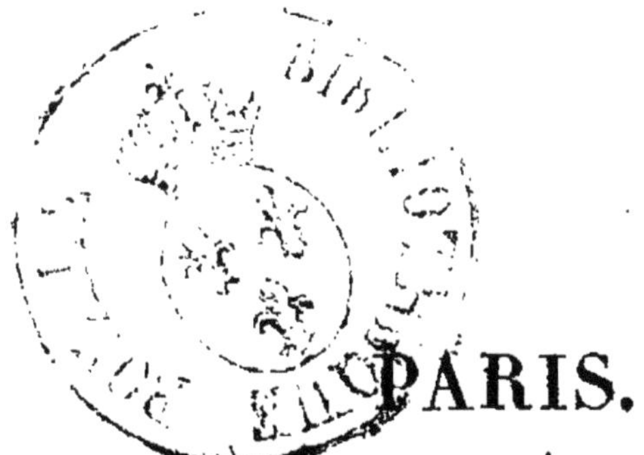

PARIS.
CHEZ J.-B. BAILLIÈRE, LIBRAIRE,
RUE DE L'ÉCOLE-DE-MÉDECINE, Nº 14.

1823.

A LA MÉMOIRE

DE

MON AÏEUL,

MÉDECIN A ROUEN,

ET

A MON PÈRE,

PHARMACIEN DE PARIS.

PRÉFACE.

Je puis affirmer, sans crainte d'être démenti, que, jusqu'à ce jour, la médecine a manqué d'un remède *facile à prendre*, et *véritablement capable de guérir* les FLUEURS-BLANCHES (1) HABITUELLES.

Il suffit de parcourir les nombreux écrits (2) qui traitent de cette fâ-

---

(1) Au mot *flueurs-blanches*, dérivé du verbe latin *fluere*, qui signifie *couler*, l'académie a substitué, par euphonie, celui de *fleurs-blanches*. Cependant les médecins ne se sont jamais départis de l'ancienne orthographe, que le Dictionnaire des Sciences médicales vient enfin de consacrer.

(2) Il y en a plus de cinq cents. Voici les principaux :
ALBERT BOTONUS, *de Morb. mulieb.*, cap. 27.

ALLEN, *Dissertatio de fluoris albi charactere et notis quibus cum gonorrhœâ convenit vel differt;* in-4. *Lugduni Batavorum*, 1751.

AMBROISE PARÉ, *de Hominis generatione.*

cheuse maladie, pour se convaincre de la vérité de cette assertion. Dans tous ces ouvrages, à côté d'une foule

---

ARENTZ, *Dissertatio. Leucorrhœœ historia; in-4. Duisburgi*, 1788.

ARISTOTE, *de Generatione animali.*

ASTRUC, Maladies des femmes.

BAILLOU, *Consilia medica.*

BLATIN (J.-B.), du Catarrhe utérin ou des Fleurs-blanches ; in-8. Paris, 1801.

BOEHMER, *Dissertatio sistens leucorrhœœ pathologiam; in-4. Wittenbergœ*, 1798.

BONET (*Theophilus*), *Sepulchretum*, lib. III, serm. 31, obs. 6.

CHRISTIAN HARDTWIG, *de Fluore albo, præsertim gravida. Dissertatio.*

CLEOPATRE, *de Matrice humorosá.* Collection d'Israël Spachius.

DONATUS, *de Mulier. affectib.*

ESCHENBACH, *Dissertatio de medorrhœá muliebri; in-4. Lipsiœ*, 1798.

FORESTUS, *de Morb. mulieb.*

FREYER, *Dissertatio de leucorrhœá seu fluore albo; in-4. Virceburgi*, 1799.

GELPKE, *Dissertatio de fluore albo; in-4. Goëttingœ*, 1793.

GUALT. CHARLETON, *Inquisitiones medico-physicæ de causis catamœniorum et uteri rhumatismo.*

HEILMANN, *Dissertatio. Leucorrhœa seu fluor albus; in-4. Virceburgi*, 1799.

de remèdes indiqués vaguement et
sur la foi d'autrui, on trouve toujours
quelques aphorismes bien positifs

HENTRICH, *Diss. de fluore albo benigno, præsertim gravida. Genæ*, 1747.

HEROLD, *Dissertatio de fluore muliebri; in-4. Altdol-
fii.* 1790.

HIPPOCRATE, *de Morb. mulieb., et de naturâ muliebri.*

HOFFMAN (*Freder*), *de Cachexiâ uteri.*

JACOBI, *Dissertatio de fluore albo.*

JOHNSTON, *Dissertatio de leucorrhœâ : in-4. Edimburgi*, 1785.

JUCH, *Dissertatio sistens virginem fluore albo benigno
laborantem; in-4. Erfordæ*, 1730. *Dissert. de fluore
albo; in-4. Erfordæ*, 1731.

JUL. CÆSAR CLAUDIANUS, *Consilia medica.*

JUNKER (*Joann.*), *Dissertatio de fluore albo, titulo et
ortu benigno curatione autem sœpiùs malignâ; in-4.
Halæ*, 1732.

KALTSCHMIED, *Dissertatio de fluore albo benigno; in 4.
Jænæ*, 1739.

KEATING, *Dissertatio de leucorrhœâ; in-4. Edimburgi*, 1780.

LOELIUS A FONTE, *de Morb. mulieb.*

LUTHER, *Dissertatio de fluoris albi indole et curâ;
in-4. Erfordæ*, 1731.

MORGAGNI (*Joann.*), *de sedibus et causis morborum :
epist* XLVII.

OTTO, *Dissertat. de fluore albo benigno; in-4. Fran-
coforti ad viadrum*, 1792.

sur l'incurabilité des *flueurs-blanches invétérées*. Voici quelques-unes de ces sentences :

RAULIN, Traité des flueurs-blanches; in-12. Paris, 1766.

RODERIC A CASTRO, *de Morb. mulieb.*

ROLFINCK, *Dissert. de fluore albo mulierum ; in-4. Jœnœ,* 1761.

RONDELET, *Methodus curandi.*

SCHNEIDER, *de Catarrhis.*

SENNERT, *de Morb. mulieb.*

SHORE, *Dissertatio de fluore albo ; in-4. Edimburgi,* 1777.

SILVIUS, *de Mens. mul. et hominis generati.*

SIMPSON, *Dissertatio de leucorrhœâ; in-4. Edimburgi,* 1787.

STRICKLING, *Dissert. de fluore albo climaterico vetularum ; in-4. Duisburgi,* 1781.

TRNKA DE KRZOWITZ, *Historia leucorrhœœ, in-4. Vindobonœ,* 1781.

VALENTINUS, *de Morb. mulieb.*

VAN DER HESP, *Dissert. de leucorrhœâ; in-4. Lugduni Batavorum,* 1771.

VESTI (*Justus*). *Dissert. de fluore albo; in-4. Erfordœ,* 1697.

ZIMMERMANN, *Dissert. de fluore albo ; in-4. Goëttingœ,* 1788.

WEDEL (*Georg, Wolfg.*), *Dissert. de fluore albo ; in-4. Jœnœ,* 1682.

WOLFF, *Dissert. de fluore muliebri, in-4. Marburgi,* 1795.

« *Fluor hic in senioribus propé*
» *incurabilis est, et eas usque ad*
» *mortem comitatur.* » (Hippocrate, *de Morb. mulier. lib. II.*)

« Les flueurs-blanches qui dépen-
» dent d'un état cachectique et d'une
» grande débilité de l'estomac, con-
» duisent au marasme et à la fièvre
» lente. » (Klein, *Interpr. cli-*
ni.)

« *Quod fluoris curationem con-*
» *cernit, hic sœpiùs imprimis si*
» *inveteratus est, re verâ scanda-*
» *lum est medicorum, et non obs-*
» *tantibus omnibus, etiàm opti-*
» *mis remediis exhibitis, perti-*
» *naciter durat.*» (G.-Ph. Nenter,
Pathologia medica.)

« Les catarrhes utérins (flueurs-
» blanches) sont difficiles à guérir,
» non - seulement en eux-mêmes,

» mais encore à cause de la situa-
» tion de l'organe qui en est le siége,
» comme l'a très - bien senti AM-
» BROISE PARÉ : *Hic affectus est*
» *curatu difficilis, non tantùm*
» *sui ratione, quòd in uterum*
» *tanquàm in sentinam totius*
» *corporis muliebris, universa*
» *confluere soleat eluvies; quòd*
» *pars sit naturâ debilis; quòd*
» *situm inferum habeat; quòd*
» *in ipsum multa terminentur*
» *vasa; denique quòd per ipsum*
» *effluxus fieri soleant.*» (BLATIN,
du Catarrhe utérin.)

« Les flueurs-blanches anciennes
» sont presque toujours incura-
» bles.» (BLATIN.)

« En général, le pronostic des
» flueurs-blanches constitutionnel-
» les est fàcheux, parce qu'elles

» sont toujours incurables et ac-
» compagnent les malades jusqu'à
» la mort, suivant la remarque de
» KLEIN, et qu'elles mènent sou-
» vent à l'hypocondrie et aux autres
» affections nerveuses. » (BLA-
TIN.)

« Quand les leucorrhées sont
» très-anciennes et qu'elles arrivent
» à un âge avancé, elles ne guéris-
» sent pas. » (BLATIN, *du Catarrhe utérin, ou des Flueurs-blanches.*)

Les savans auteurs de l'article
Leucorrhée du DICTIONNAIRE DES
SCIENCES MÉDICALES, n'ont eux-mêmes apporté aucune amélioration
à la thérapeutique *des flueurs-
blanches habituelles ;* en effet ,
d'une part ils citent ou conseil-
lent, d'après les auteurs, et sans

en garantir l'effet, une foule de médicamens (1) comme propres à com-
battre cette maladie ; et de l'autre
ils rappellent qu'HIPPOCRATE *avait*
remarqué que les flueurs-blanches

----

(1) Le quinquina, les préparations martiales, les toniques aromatiques et diffusibles végétaux, tels que
hyssope, sauge, mélisse, romarin, serpolet, basilic, et
les infusions amères de gentiane, de germandrée, d'absinthe, de camomille, de genièvre, de chardon béni, etc. ; les extraits, les teintures, les vins médicinaux
des mêmes plantes ; les baumes du Pérou, de Tolu, de
Copahu ; la gomme ammoniaque, la térébenthine, les
bourgeons de sapin du Nord ; les pilules de Stahl, dans
lesquelles entrent : 72 parties d'extrait de chardon béni, 72 parties d'extrait de fumeterre, 72 parties gomme
ammoniaque, 24 parties myrrhe, 24 parties d'aloës,
36 à 48 parties de gomme de lierre, 15 parties de safran ;
les eaux minérales ferrugineuses, surtout celles de Vichy, prises à Vichy même ; les eaux acidulées naturelles, l'eau acidulée avec l'acide sulfurique ; la ciguë en
tisane, en pilules, en injection ; les fomentations, les
injections toniques, martiales, aromatiques, etc. ; les
fumigations aromatiques, les fumigations résineuses,
les fomentations astringentes et narcotiques sur les
lombes ; la rhubarbe, la noix muscade, la menthe, la
myrrhe, la limaille de fer ; un vin préparé avec zédoaire,
calamus aromaticus, aunée, menthe, absinthe, romarin,

des femmes âgées sont presque toujours incurables ; qu'AMBROISE PARÉ disait que «les flueurs-blanches » garantissent quelquefois de mala- » dies plus dangereuses; » et de plus ils avouent qu'*un écoulement*

---

sauge, centaurée, marrube, etc. — Les purgatifs cathartiques ou même hydragogues; un mélange de rhubarbe et de crême de tartre; le jalap, les eaux minérales laxatives; un élixir composé de crême de tartre, de gentiane, de petite centaurée, de chardon béni, de rhubarbe, de menthe; une infusion d'agaric dans l'eau d'armoise, l'électuaire diaphœnix; l'émétique; un mélange d'ipécacuanha et de sulfate de potasse; le vin d'ipécacuanha; la racine d'asarum; le verre ciré d'antimoine; le mercure, les diurétiques, les sinapismes, les vésicatoires, les frictions irritantes, les diaphorétiques, tels que bardane, bois sudorifiques; les préparations d'antimoine.

Je suis cependant bien loin de rejeter absolument tous ces médicamens, car j'ai moi-même employé (avant d'avoir découvert mon remède) avec plus ou moins de succès, dans certains cas : le quinquina, la rhubarbe, l'eau ferrée, la gentiane; les tisanes, les lavemens et les injections de bourgeons de sapin, d'absinthe et d'armoise; et de plus, la tisane de baies de genièvre, la tisane de Feltz, l'onguent napolitain en friction sur la muqueuse des parties génitales, le calomel, et quelques autres sels mercuriels, les vésicatoires aux cuisses, etc. etc.

fort ancien ou constitutionnel, tenant à une disposition héréditaire et existant chez un individu faible, offre peu d'espoir de guérison.

Il était donc très-important que l'on cherchât à découvrir un moyen facile de délivrer l'humanité d'un fléau si destructeur. Soutenu par le désir de parvenir à cette belle découverte, je me suis livré pendant long-temps à des recherches et à des expériences innombrables ; je ne me suis laissé décourager par aucun obstacle, et enfin j'ai eu le bonheur de réussir.

Mon REMÈDE CONTRE LES FLUEURS-BLANCHES se distingue de tous ceux qu'on a conseillés jusqu'à ce jour, parce qu'il jouit de la propriété de guérir cette maladie, et qu'il est très-facile à prendre.

Je ne fais pas un secret des médicamens qui le composent (1); ainsi les médecins sans prévention pourront, avec connaissance, le conseiller à leurs malades; mais je me réserve le secret de sa préparation (2), par la raison que je suis pharmacien, et qu'il est juste que je jouisse du fruit de mes recherches.

Quelques médecins, tout en reconnaissant l'excellence de mon remède, me feront un crime de m'être

---

(1) *Cubeb. resina, cubeb. ol. volatile ; Pip. nig. semina, Bals. brasil., bals. canadense.*

(2) Opération de chimie pharmaceutique, par laquelle on dispose toutes les substances médicamenteuses à être employées; telles sont la filtration, la distillation, la sublimation, l'évaporation, etc. Chacune de ces opérations change, diminue ou augmente plus ou moins les propriétés d'un médicament; de sorte que pour le pharmacien qui veut préparer certains remèdes, ce n'est rien de connaître les médicamens qui entrent dans leur composition, s'il ne connaît pas la préparation que l'inventeur de ces remèdes fait subir à ses ingrédiens pour en extraire la quintessence.

immiscé dans la médecine, en publiant mon opinion sur le traitement des flueurs-blanches.

D'autres attaqueront ma théorie, uniquement parce qu'elle n'est pas conforme aux opinions généralement reçues; et quoique l'opinion des physiologistes distingués qui ont attribué à des animalcules les maladies épidémiques et contagieuses soit aussi généralement connue que les recherches des savans, LINNÉ, LEUWENHOECK, HARTSOECKER, GRUITHUSEN, etc., sur ces êtres microscopiques, quelques esprits superficiels ne manqueront pas de me traiter de visionnaire, et de taxer mon opinion d'absurdité.

Mais si je suis l'objet des critiques les plus injustes, j'en serai amplement dédommagé par le suffrage impartial de quelques hommes instruits, et la reconnaissance de beaucoup de malades.

Depuis la publication de la *Thèse* du docteur Blatin, dont l'édition est depuis long-temps entièrement épuisée, aucun ouvrage complet (1) n'a paru en France sur les flueurs-blanches; et, dans un temps où chaque jour voit éclore une nouvelle production médicale, on a certainement lieu d'être étonné d'un silence de plus de vingt années, sur une maladie aussi importante.

La Thèse inaugurale de Blatin est pleine d'érudition; mais, lorsqu'on la médite, on s'aperçoit que ce savant, qui avait découvert la vérité et qui pouvait la faire reconnaître par la

____

(1) On ne doit pas regarder comme ouvrages, des articles de dictionnaires et de journaux de médecine.

seule autorité de son génie , a con-
senti, par condescendance pour ses
juges , et au risque de la rendre mé-
connaissable, à ne la présenter que
sous le masque des idées du temps.

En effet, que l'on compare l'excellente règle de classification (1) qu'il
pose , avec les développemens qu'il y
ajoute; les bases de sa classification(2),
avec les subdivisions qu'il établit (3) ;
les trois premières règles générales
de traitement qu'il donne , avec
quelques-unes de celles qu'il y joint ;
et l'on acquerra la conviction que
Blatin, pressentant que l'entier développement de ses idées le condui-

---

(1) « Les divisions des flueurs-blanches en espèces ne
» doivent être fondées que sur des phénomènes cons-
» tans, fréquens, et qui font varier le traitement. »
(BLATIN, *du Catarrhe utérin ou des Flueurs-Blanches.*
Paris, 1801.)
(2) Genres et sous-genres.
(3) Espèces et variétés.

rait directement à renverser de fond
en comble l'édifice élevé par son
maître, le célèbre professeur Pinel,
a reculé devant cette conséquence,
et a préféré composer avec l'opinion
générale.

Il est fâcheux que le docteur Blatin
n'ait pas fait une seconde édition de
son savant ouvrage, car il aurait sans
doute, comme auteur, désavoué les
concessions qu'il s'était cru obligé de
faire comme candidat.

Pourquoi n'a-t-il pas paru de
Traité sur les flueurs-blanches,
depuis celui de Blatin? je l'ignore;
mais je dois dire que cette circons-
tance est la principale cause de la
détermination que j'ai prise de publier le résultat de mes observations.

C'est à l'examen des médecins instruits que je soumets mon ouvrage, et c'est entre leurs mains que je remets l'administration du médicament que je suis parvenu à obtenir. Peut-être ne donneront-ils pas entièrement leur assentiment à mes opinions, mais il est hors de doute qu'ils feront une application fréquente de mon remède : les nombreux succès que plusieurs praticiens éclairés ont obtenus de son emploi, me donnent cette assurance.

TRAITÉ

DES

FLUEURS-BLANCHES.

Quand on lit certains médecins modernes fort admirateurs des anciens, et qui, suivant l'usage, ne manquent pas d'attribuer à la corruption de nos mœurs une foule de maladies, nouvelles dans leur opinion ; on dirait que ces bons anciens étaient rarement malades ; et, pour nous renfermer ici dans l'objet de notre travail, on serait tenté de croire que leurs femmes connaissaient à peine les flueurs-blanches ; mais on en juge autrement en méditant le deuxième livre d'HIPPOCRATE, sur les maladies des femmes, où le divin vieillard décrit clairement jusqu'à dix espèces de *catarrhes utérins* ; cette maladie était par conséquent fort anciennement connue, et elle paraît avoir été très-commune dans la Grèce.

(DICT. DES SCIENCES MÉD., tom. XXVIII.)

AVIS.

La prudence exige que les malades se fassent diriger par un médecin dans l'emploi du REMÈDE DE LEPÈRE (1). Cependant les personnes qui, se trouvant dans l'impossibilité de consulter, voudraient se traiter en prenant cet ouvrage pour seul guide, feront bien de se borner à la lecture du chapitre III, intitulé TRAITEMENT (pag. 78 *et suiv.*) afin de mieux s'en pénétrer.

Un vocabulaire explicatif des termes de médecine, placé à la fin de l'ouvrage, leur facilitera l'intelligence des descriptions, des définitions et des conseils.

---

(1) Ce remède se vend 10 fr. le pot, à l'ANCIENNE PHARMACIE LEPÈRE, place Maubert, n° 27; et au dépôt de cette maison, rue Sainte-Anne, n° 48, au premier. (Quartier du Palais-Royal.)

Il y a des dépôts d'établis chez quelques pharmaciens des principales villes de province.

Chaque pot est revêtu du cachet et de la signature de l'auteur.

TRAITÉ

DES

FLUEURS-BLANCHES.

CHAPITRE PREMIER.

DES FLUEURS-BLANCHES EN GÉNÉRAL.

On entend par *flueurs-blanches, pertes blanches, catarrhe utérin, blennorrhagie, blennorrhée, leucorrhée,* etc., un écoulement humoral, provenant de l'intérieur (*membrane muqueuse*) des parties génitales ; quelquefois accompagné d'inflammation et de douleur; contagieux dans certains cas, et qui, loin d'être toujours blanc comme l'indique son nom, est très-variable par sa couleur.

Cette maladie paraît avoir été très-commune chez les anciens, et particulièrement chez les Grecs; car elle se trouve très-bien décrite dans le deuxième livre d'Hippocrate, sur les maladies des femmes.

Les médecins grecs avaient déterminé dix sortes de flueurs-blanches, d'après la différence de leurs couleurs ; mais l'observation ayant démontré que la couleur de cet écoulement est extrêmement variable, on a depuis très-long-temps renoncé à la classification qu'ils avaient adoptée.

Les médecins modernes ont principalement fixé leur attention sur les *causes* des flueurs-blanches, et ont cru devoir les prendre pour base de leurs nouvelles divisions. En conséquence les uns (1) admettent sept variétés de flueurs-blanches, sous les noms de *constitutionnelle, métastatique, syphili-*

----

(1) Pinel et Blatin.

tique, par irritation locale, par suite de couches, par défaut de menstruation, par hérédité morbifique ; les autres (1) n'en admettent que cinq , auxquelles ils donnent les noms de *constitutionnelle, accidentelle, succédanée, syphilitique* et *critique,* qui peuvent être *actives* ou *passives ,* c'est-à-dire avec inflammation ou sans inflammation.

L'observation et la méditation m'ont conduit à rejeter ces classifications, et à n'admettre que deux espèces de flueurs-blanches.

1°. LES FLUEURS-BLANCHES ACCIDENTELLES.

2°. LES FLUEURS-BLANCHES HABITUELLES.

Ces dernières comprennent les variétés admises par les auteurs , sous les noms de *chronique ,* de *constitutionnelle* et d'*héréditaire.* Les premières comprennent toutes les autres variétés.

Comme il est très-important de bien

____

(1) Pinel et Bricheteau.

distinguer ces deux espèces de flueurs-
blanches pour ne pas faire d'erreur dans
le traitement, je vais donner de chacune d'elles une définition que j'ap-
puierai de plusieurs exemples.

FLUEURS-BLANCHES ACCIDENTELLES.

On entend par *flueurs-blanches accidentelles*, un écoulement humoral,
provenant de l'intérieur des parties
génitales, accompagné d'inflammation
et de douleur, dont la marche est régulière, dont la durée est limitée, et
qui peut quelquefois se guérir sans le
secours de la médecine.

Ire *Observation.*

Une jeune personne de dix-huit ans,
très-vertueuse, ayant des marques certaines de virginité, éprouvait aux parties génitales, une chaleur, une cuisson
et une douleur si vives, qu'elle ne pou-

vait ni dormir, ni marcher, ni même se tenir assise. La pudeur lui fit pendant quelque temps dissimuler son mal; mais enfin forcée de l'avouer, et soumise à l'examen d'un médecin (RAULIN), il trouva toute la membrane muqueuse vaginale, boursouflée, enflammée et recouverte d'une humeur purulente très-abondante, surtout dans certains points légèrement ulcérés. La maladie céda en très-peu de temps à la saignée, aux fomentations, aux bains émolliens, enfin aux délayans. (RAULIN, *Traite des Flueurs-Blanches.*)

IIe *Observation.*

Une dame de quarante ans, mère de huit enfans, et sujette aux varices pendant sa grossesse, eut, à la suite de chagrins long-temps prolongés, des ulcères aux malléoles, qui fournissaient une abondante suppuration. Chaque fois que les ulcères se desséchaient, cette dame éprouvait une espèce de transport de la matière vers l'abdomen, des angoisses dans la région précordiale, un froid glacial à l'hypogastre, et ces symptômes étaient suivis de flueurs-blanches qui lui faisaient éprouver les mêmes sensations que si elle eût rendu de la neige fondue par la vulve. Ce singulier phénomène avait aussi lieu, lorsque la malade urinait, ou avait ses menstrues. (*Éphémérides des curieux de la nature.*)

IIIe *Observation.*

Une dame de trente ans, d'un tempérament sanguin, mélancolique, fut prise, pendant sa grossesse, d'une leucorrhée, qui diminua et disparut ensuite à l'apparition d'une sueur très-fétide des pieds. Elle supporta cette sueur pendant quelque temps, mais avec tant de peine, qu'elle importunait sans cesse son médecin pour la lui supprimer; celui-ci motiva son refus sur plusieurs raisons. La malade conserva encore ses sueurs durant un certain temps. Enfin, d'après le conseil de quelques femmes, elle appliqua sur ses pieds des feuilles d'Aulne pour arrêter cette excrétion (la sueur) incommode. Elle y réussit ; mais à peine furent-elles supprimées que la leucorrhée reparut; elle appela un médecin. Celui-ci après avoir prescrit les alexipharmaques, les préparations de succin et les laxatifs, fit ensuite faire des frictions irritantes sur les pieds : la leucorrhée disparut et fut remplacée par les sueurs des pieds. (ACTA , *Nat. curios.* , vol. VIII, obs. 38.)

IVᵉ *Observation.*

Une jeune fille , s'étant introduit dans le vagin , un morceau d'éponge qui s'était extrêmement gonflé en peu d'heures, eut plusieurs jours après une leucorrhée très-fétide et très-virulente , avec des ardeurs d'urines. L'écoulement cessa par l'extraction de l'éponge. (TRNKA d'après WEIKARD.)

Ve *Observation.*

Une dame âgée de vingt-cinq ans, après avoir commis des excès dans les plaisirs du mariage, éprouva une forte irritation des organes sexuels, et peu après, une leucorrhée abondante, et très-intense. La matière de l'écoulement qui était séro-purulent, avait une teinte verdâtre, et produisait un grand prurit dans le vagin. La malade ressentait une vive douleur durant les approches conjugales. Le bas-ventre était douloureux, avec un sentiment de pesanteur dans la région hypogastrique.

(*Cours de Pathologie* du professeur PINEL.)

VIe *Observation.*

Mademoiselle S***, âgée de seize ans, jusqu'alors très-bien portante, eut le malheur de se lier d'amitié avec une jeune personne très-vicieuse, qui lui fit contracter l'habitude honteuse de la masturbation. Peu de temps après, il se manifesta chez elle, une vive douleur dans les parties génitales, et un écoulement de flueurs-blanches très-abondant, et d'un vilain aspect. Une application de quinze sangsues au périnée, une tisane émolliente, des fomentations anodines, etc., firent cesser ces accidens, qui ne se sont pas renouvelés depuis deux ans.

VIIe *Observation.*

Une dame de qualité, âgée de soixante ans, d'un tempérament des plus robustes, fut tellement saisie de la mort de son mari, et sa douleur fut si profonde, que le lendemain il lui survint un écoulement peu considérable, plus en blanc qu'en rouge, qui dura deux jours, cessa, revint ensuite plus considérable que la première fois, et finit par dégénérer en une supuration fétide, qui annonçait

une lésion profonde de la matrice.
(RAULIN.)

VIIIe *Observation.*

Une dame, à la suite d'une frayeur imprévue, fut prise immédiatement de flueurs-blanches si abondantes et si fétides, qu'elle causa une grande répugnance à une de ses amies. Quelquefois cet écoulement paraissait vouloir se supprimer, mais à son retour il était plus abondant. Elle en guérit enfin par un traitement convenable. (HAGENDORNIUS, *Hist. medico-phys. cent.* 2, *hist.* 87.)

IXe *Observation.*

Une demoiselle de dix-huit ans, convalescente d'une fièvre putride, et affectée depuis trois mois d'une suppression menstruelle, fut prise d'une leucorrhée abondante, accompagnée de dysurie et de vives douleurs abdominales. Il y avait de la fièvre, la peau était sèche, la chaleur vive et brûlante, l'urine ne coulait que goutte à goutte, etc. La

plupart de ces derniers symptômes augmentèrent par la suppression de l'écoulement leucorrhoïque, et menaçaient la
malade d'une métrite lorsque la menstruation se rétablit sous l'influence de
quelques moyens anti-phlogistiques, et
fit cesser les accidens. (RAULIN.)

Xe *Observation.*

Une dame très-bien constituée et très-
bien portante, devenue mère, ne voulut pas nourrir son enfant, quoiqu'elle
fût abondamment pourvue de lait; il
ne tarda pas à lui survenir des flueurs-
blanches qu'on eut beaucoup de peine
à guérir.

XIe *Observation.*

Une dame, au commencement de sa
grossesse, fut affectée d'une fièvre continue assez grave, à laquelle succédèrent des flueurs-blanches très-abondantes, avec une élévation et une dureté
remarquables de l'abdomen. Cet écou-

lement résista à plusieurs remèdes. Cette dame accoucha heureusement, et ses flueurs-blanches disparurent avec ses lochies. (G. Ph. Nenter, *Pathol. med.*)

XIIe *Observation.*

Dans le mois de décembre 1820, je fus appelé pour voir une petite fille âgée de cinq ans; elle avait la figure pleine, le teint coloré, les chairs fermes; la langue était nette, les selles étaient naturelles; la respiration, la circulation, toutes les fonctions, enfin, paraissaient dans l'état le plus satisfaisant, si l'on en exceptait un seul accident. Madame ***, en habillant sa petite fille, avait été très-étonnée de remarquer, sur la chemise de cette enfant, plusieurs taches d'un blanc jaunâtre, produites par une humeur qui suintait abondamment des parties génitales, et notamment de la vulve enflammée. Cette petite fille, dont le sommeil était habituellement calme, avait été très-agitée la nuit précédente. Elle se plaignait de ressentir une douleur assez vive lors de l'émission des urines.

Cet enfant n'avait jusqu'alors eu que de très-légères indispositions. Trois ou quatre jours avant l'invasion de cette maladie, cette petite fille avait fait de très-longues promenades à pied. (RAYER, *Journal de médecine, chirurgie et pharmacie*, 1821.)

XIIIe *Observation.*

Un épicier et son épouse allant à un repas de noces, emmenèrent avec eux leur jeune fille, âgée de huit ans. Le dîner, ou plutôt le souper, se prolongea fort tard ; on dansa une partie de la nuit, et la petite mangea et dansa beaucoup. Le lendemain soir la petite fille se plaint de douleurs assez vives aux parties génitales, et d'une cuisson très-forte lorsqu'elle urine ; le lendemain il y eut un écoulement peu abondant... (RAYER,

Journal de médecine, chirurgie et pharmacie, 1821.)

XIVᵉ *Observation.*

Une petite fille, âgée de sept ans et demi, éprouva quelque temps après la chute des dents incisives, et lors de l'éruption des dents secondaires, une irritation assez vive de la bouche, accompagnée de rougeurs des joues et d'un léger larmoiement. Bientôt des selles liquides, répétées trois ou quatre fois dans les vingt-quatre heures, quelques coliques, une légère diminution dans l'appétit, l'haleine échauffée le matin au réveil, la coloration blanche de la langue, dont les bords étaient un peu animés, annoncèrent l'existence d'une inflammation de la membrane muqueuse des organes de la digestion. Au bout de trois semaines cette maladie était à peu près guérie par l'emploi des mucilagineux secondés d'un régime adoucissant, lorsque tout-à-coup la petite fille éprouva des démangeaisons dans les parties génitales. La vulve ne tarda pas à être baignée d'une humeur d'un blanc jaunâtre qui tacha le linge, l'émission des urines devint douloureuse. (RAYER, *id.*)

XVe *Observation*.

Une petite fille, âgée de huit ans, douée d'une bonne constitution, née de parens sains, avait éprouvé plusieurs accidens, lors de la première dentition; elle avait été atteinte, entre autres, de l'espèce d'inflammation connue sous le nom de *croûtes laiteuses*. Au bout de six à sept semaines, cette maladie, qui fut abandonnée à elle-même, disparut sans que la santé de l'enfant en eût visiblement souffert. Lors des premiers indices du travail de la deuxième dentition cette petite fille se plaignit de douleurs dans le ventre : son appétit diminua; la diarrhée survint, dura quelques jours, se suspendit, et se déclara de nouveau. La petite malade maigrissait, et n'en continuait pas moins de se livrer à ses jeux et à d'autres occupations peu fatigantes.

Bientôt il se déclara un écoulement blanchâtre par la vulve; cet organe était peu enflammé et nullement excorié ; cependant la malade y éprouvait des démangeaisons, et l'émission des urines était douloureuse. (RAYER, *id.*)

XVIe *Observation.*

Un petit garçon d'environ deux ans ne pouvait uriner sans difficulté et sans douleur; une matière puriforme sortait du canal de l'urètre. Ces accidens se calmaient quelquefois, disparaissaient entièrement et reparaissaient ensuite. On observa enfin qu'ils ne se reproduisaient que lors de l'éruption d'une nouvelle dent. Cela advint ainsi plusieurs fois et d'une manière si constante et si régulière, qu'il ne fut plus permis de douter que l'écoulement ne dût être attribué à cette cause.

(*Traduit de* JOHN HUNTER *, the natural history of the human teeth, etc. In-4°. London 1771, p. 126, case 2.*)

XVIIe *Observation.*

Une dame de quarante-un ans, d'un tempérament bilieux et très-vif, était agitée depuis long-temps par des passions, des traverses, des contrariétés ; elle ne put pas remplir ses projets ; elle maigrit considérablement ; ses fonctions se dérangèrent. Il lui survint des flueurs-blanches dont elle fut alarmée, mais dont elle guérit cependant assez promptement en suivant les conseils de Raulin.

XVIIIe *Observation.*

La dentition détermine quelquefois chez les enfans des deux sexes une in-

flammation des parties génitales, accompagnée d'un écoulement de matière
puriforme. On a vu une dent arrachée
produire le même effet. (BOSQUILLON,
traduction de BENJ. BELL.)

XIXe *Observation.*

Une fille fort jeune, beaucoup au-
dessous de huit ans, avait des flueurs-
blanches très-abondantes : comme Baillou s'en entretenait avec la mère de
cette enfant, elle lui dit qu'elle les avait
contractées en couchant avec sa gouvernante. Cet auteur regarda cela comme
très-vraisemblable. (BAILLOU, *Consilia
medica.*)

XXe *Observation.*

Cornélius Trioern parle d'une dame
qui s'étant fait introduire un pessaire
dans le vagin pour remédier à une chute
de matrice, fut prise quelques jours
après de flueurs-blanches très-abon-

dantes, parfois sanguinolentes. L'écoulement devint ensuite si fétide, et l'instrument si incommode, que cette dame se décida, au bout de sept ans, à partir pour Leyde pour le faire extraire. L'écoulement qui avait été continuel depuis son application, s'arrêta peu de temps après qu'on eut retiré l'instrument. (*Fasciculus observat.*)

XXIe *Observation.*

Une dame de vingt-sept ans, d'une très-faible constitution, d'un tempérament pituiteux, sanguin, fut atteinte de flueurs-blanches qui succédèrent à la suppression de ses lochies. Elle en fut d'abord peu incommodée ; mais la maladie s'aggravant et étant accompagnée d'autres symptômes, elle consulta plusieurs médecins qui la soulagèrent sans la guérir entièrement. L'écoulement devint si abondant, qu'il était apparent même pendant les règles. La malade en fut affaiblie au point de ne pouvoir faire vingt pas sans tomber en syncopes; la peau devint si sensible, qu'à la moindre variation atmosphérique elle éprouvait des douleurs rhumatiques, des céphalalgies, des maux de dents, des érysipèles à la face. Cette dame fut affectée si vivement de la mort d'un de ses parens, que sa maladie fit des progrès très-rapides. La malade ne pouvait sortir de son lit, et elle perdit le sommeil. Par intervalles elle éprouvait des frissons, des tremblemens et des syncopes. Hoffmann, consulté pour cette maladie, en entreprit le traitement, mais n'en fit pas connaître les suites. (FRÉD. HOFFMANN, *de Cachexiâ uteri. —* Observ. 3.)

XXIIe *Observation.*

Une jeune dame d'un tempérament bilieux-sanguin, vivant avec intempérance après ses couches, eut non-seulement des lochies très-abondantes, mais même pendant plusieurs mois un écoulement excessif d'un fluide aqueux par la vulve, quelquefois albumineux, mais toujours sanguinolent : elle était très-maigre, et avait une fièvre qui augmentait vers le soir ; elle éprouvait alors une douleur violente aux deux hanches avec un sentiment de fourmillement, de prurit qui s'étendait jusqu'aux pieds.

Lœlius regardait les flueurs-blanches comme cause de cette affection, et craignait de les supprimer. La fièvre qui s'était manifestée et le marasme lui ôtaient toute espérance de guérison ; il donna néanmoins les infusions toniques de mélisse, de bétoine, de chicorée, avec le sirop de cette plante. Il mit en usage quelques purgatifs, auxquels succédèrent les sudorifiques, puis les astringens et les fomentations vineuses dans le vagin au moyen d'une éponge. On pratiqua un cautère à chaque bras comme dérivatif. On appliqua les toniques calmans pour apaiser les douleurs des hanches, et on régla le régime de la malade. Malgré les soins pour arrêter les progrès de la maladie vers l'éthisie, tout fut inutile ; la gangrène s'empara de l'utérus, et la malade mourut. (Lœlius à fonte. *Consilia medica. Consilium* 119.)

OBSERVATIONS

De flueurs-blanches épidémiques.

En 1702, les médecins de Breslaw observèrent une épidémie très-considérable de flueurs-blanches.

En 1710, Morgagni observa en Italie une leucorrhée épidémique dans la saison du printemps.

En 1722, au mois de décembre, il régna à Berlin une épidémie de leucorrhée.

En 1730, Bassius observa à Halle de Magdebourg une épidémie de leucorrhée dans la saison du printemps.

En 1765, suivant Raulin, on ressentit à Paris, dans le mois de septembre, une chaleur excessive, pendant laquelle il se manifesta des flueurs-blanches chez des femmes qui n'en avaient jamais eu.

En 1769 (année qui fut remarquable par de fréquentes variations de température, par des passages rapides d'une chaleur brûlante à un froid pluvieux), il y eut vers la fin de décembre (à Noël), dans une petite ville de France, plus de soixante personnes *des deux sexes* et *de tout âge* qui furent affectées de flueurs-blanches bien franches. (Roux, *Journal de médecine*.)

Leake observa une leucorrhée épidémique pendant un automne, dans lequel les catarrhes, l'angine, la diarrhée furent très-fréquens, et alternèrent avec les flueurs-blanches qui cédèrent au même traitement, et disparurent en même temps. (Voyez Blatin.)

FLUEURS-BLANCHES HABITUELLES.

On entend par *flueurs-blanches habituelles* un écoulement humoral indolent provenant de l'intérieur des parties génitales, qui peut être héréditaire ou acquis, dont la marche est très-irrégulière, dont la durée est illimitée, et qui se guérit très-rarement sans le secours de la médecine.

Ire *Observation.*

Dès l'âge de six à sept mois, deux sœurs eurent des flueurs-blanches quelquefois aussi abondantes que dans les femmes pubères ; chez l'aînée à l'âge de huit à neuf ans, et chez la cadette à celui de six et demi. Cet écoulement, tantôt modéré, tantôt très-abondant, éprouvait des interruptions très-courtes, et ne gardait aucune régularité dans son apparition. Les deux enfans avaient une couleur assez vermeille, et étaient de plus sujets à une maladie assez singulière, mais de peu de durée : il s'élevait quelquefois de toute l'habitude du corps des espèces d'hydatides (des vésicules) de la grandeur d'une fève, qui disparaissaient en quelques minutes. La mère de ces deux enfans avait depuis long-temps des flueurs-blanches si abondantes, que le parquet de ses appartemens en était quelquefois arrosé malgré les linges. (RAMEL fils, *Journal de médecine*, vol. XLIV.)

IIe *Observation.*

Marie-Louise Plessis, âgée de quarante-quatre ans, dont la mère était valétudinaire et avait des flueurs-blanches habituelles, en eut elle-même dès sa plus tendre enfance ; elle fut réglée à quatorze ans avec beaucoup de peine, et dans la suite avec beaucoup d'irrégularité. A chaque époque menstruelle, les flueurs-blanches qui, dès l'enfance, avaient été presque continuelles, augmentèrent considérablement; la malade en était très-peu incommodée; elle menait d'ailleurs une vie sédentaire dans un rez-de-chaussée bas et peu éclairé.

De vingt-trois à trente-deux ans, cette fille donne dans tous les excès du libertinage ; pendant ce temps la leucorrhée diminue, mais se complique de plusieurs affections syphilitiques. A trente-trois ans, les flueurs-blanches deviennent excessives, surtout aux époques des menstrues ; la malade menait alors une vie plus régulière, mais sédentaire et dans la misère. A trente-cinq ans la leucorrhée augmente encore et coule par torrens. Vers quarante ans, l'écoulement devient sujet à des anomalies, et s'accompagne d'accidens plus ou moins graves. De quarante à quarante-trois ans, temps critique très-orageux, passé presque en entier dans les hôpitaux à différentes reprises. Dès-lors par intervalles, quantité excessive de flueurs-blanches, débilité extrême, tristesse et dégoût de la vie, douleurs vagues, insomnie, état mélancolique, figure pâle, bouffie, yeux cernés, vue très-faible, respiration essoufflée au moindre mouvement, gonflement de la jambe et du pied droit ; la membrane muqueuse utéro-vaginale est molle, mais ne présente ni dureté ni ulcération. (BLATIN.)

IIIe *Observation.*

Une dame de trente-trois ans, d'une mauvaise constitution, était affectée d'une leucorrhée périodique, qui alternait avec ses menstrues. Ces dernières devinrent par la suite fort irrégulières et se supprimèrent définitivement. La leucorrhée continua de suppléer aux règles, mais s'arrêta quelque temps après ; alors la malade éprouva divers accidens, tels que de l'anorexie, de la fièvre, des vomissemens, de la céphalalgie, des lassitudes spontanées, etc., etc.

bientôt on observa tous les symptômes d'une fièvre muqueuse. Vers le quatorzième jour de cette affection, la leucorrhée reparut en même temps qu'une diarrhée séro-muqueuse, ce qui soulagea beaucoup la malade, sans pourtant faire disparaître entièrement la fièvre muqueuse. Après avoir éprouvé plusieurs autres accidens et fait usage de moyens curatifs divers, cette femme finit par recouvrer la santé ; mais la leucorrhée continua de couler alternativement avec les menstrues comme avant la maladie. (BLATIN.)

IVe *Observation.*

Une dame de qualité, âgée de trente ans, d'une constitution assez délicate, qui habitait aux environs de la mer, et menait une vie sédentaire, eut une diminution considérable de ses règles pendant près d'un an, et les périodes en étaient dérangées. Il survint alors des flueurs-blanches de mauvaise nature et très-incommodes; elle maigrit, pâlit et devint mélancolique. (HOFFMANN.)

Vᵉ *Observation.*

Une dame de vingt-deux ans avait perdu son mari après deux ans de mariage. A l'approche de ses règles, elle ressentit une lassitude générale dans tout le corps, avec un sentiment de tension, d'oppression et de pesanteur, ensuite une grande douleur à l'hypogastre. Les menstrues parurent ensuite en moindre quantité que de coutume, et la douleur s'accrut. Sur la fin de l'écoulement périodique (des règles), il en survint un autre d'un fluide blanc muqueux. La douleur qui avait été au même degré s'accrut après les menstrues. La malade ayant fait des excès d'alimens indigestes, une très-grande anxiété vint se joindre aux douleurs hypogastriques. Le flux leucorrhoïque allait en

augmentant; la malade paraissait acca-
blée; ses extrémités inférieures avaient
peine à supporter le poids de son corps;
il y avait perte d'appétit; la leucorrhée
augmentait par le mauvais régime ; la
face était pâle et bouffie ; les yeux cernés par une couleur livide, qui deve-
nait d'autant plus apparente que la maladie était plus ancienne. (STALH.)

VIe *Observation.*

Une femme , après être accouchée
difficilement de deux filles , eut des lochies très-irrégulières. Elle devint généralement bouffie. Elle eut des pertes
rouges pendant six mois ; il succéda à
ces pertes un écoulement blanc qui
dura toute la vie. (HIPPOCRATE , *épidé-
mies.*)

VIIe *Observation.*

Le 4 février 1820, je fus appelé pour
voir la demoiselle de madame ***, à la-

quelle j'avais déjà donné des soins l'année précédente, pour une inflammation de la membrane muqueuse de l'intestin. Cette petite fille est née en 1813 à Paris. On pensa à cette époque que madame *** ne pouvait allaiter son enfant, qui fut confié à une nourrice de la Villette près Paris, et sevré à l'âge de treize mois. Il était alors bien portant et remarquable par la blancheur de son teint. La mère ne se rappelle pas que cet enfant ait eu d'autres maladies que la vaccine, de légers catarrhes, et une ophtalmie survenue peu de temps après le sevrage de l'enfant, et qui dura plus d'un mois. *Notes prises le 4 février.* Taille ordinaire, cheveux blonds, tête grosse, visage plein, nez empâté, lèvres grosses, teint pâle, poitrine et membres supérieurs peu développés, ventre gros et tendu, appétit ordinaire, digestion facile, selles naturelles, nonchalance habituelle, écoulement blanchâtre et abondant par les parties génitales, sans douleur, mais accompagné d'une légère démangeaison. Cet enfant, qui est extrêmement sensible au froid, a des engelures aux deux mains. Les fonctions des organes des sens , de la respiration et de la circulation , n'offrent rien de particulier. (RAYER, *Journal de médecine, chirurgie et pharmacie*, 1821.)

VIIIe *Observation.*

Un enfant de cinq ans et demi, eut, dans la nuit du 7 au 8 novembre 1820, de violentes convulsions. Cette petite fille s'était couchée bien portante et avait soupé comme à son ordinaire. Je la vis le 8 au matin. Assoupissement, pouls fréquent, chaleur à la peau, visage coloré, transpiration assez abondante à la tête , respiration naturelle , ventre souple et sans douleur. On appliqua trois sangsues derrière chaque oreille ; elles fournirent beaucoup de

sang : l'enfant revint de son assoupissement dans la journée, prit un bouillon et trois petites tasses d'une infusion de tilleul miellé ; la nuit fut bonne.
Le lendemain cette petite fille était gaie ;
on permit un peu plus d'alimens. Le
surlendemain elle reprit ses habitudes,
et je cessai de la voir.

Six ou sept jours après je fus mandé
pour un autre accident. Madame ***
avait remarqué que sa petite fille était
atteinte d'un écoulement puriforme
aux parties génitales ; l'enfant ne se
plaignait pas d'y éprouver de la douleur ; la chemise était tachée à plusieurs endroits par l'humeur que four-
nissait la leucorrhée. Cette petite fille
est pâle et blonde ; elle a les chairs
molles, les ailes du nez épaisses, les
lèvres un peu grosses, le ventre gros
et saillant. Sujette à une incontinence
d'urine, elle est d'ailleurs l'objet de tant
de soins, qu'elle a rarement des rougeurs ou des gerçures aux grandes lè-

vres ou à la partie interne des cuisses.
(RAYER, *Journal de médecine, chirurgie et pharmacie*, 1821.)

IXe Observation.

Raulin parle d'une jeune dame qui avait eu des flueurs-blanches peu de temps après son mariage. Ses deux filles, dont l'une avait huit ans et l'autre cinq, en avaient eu, l'aînée à deux ans, l'autre à sa première année. Cet écoulement était si abondant, que ces deux filles étaient obligées de changer de linge plusieurs fois par jour.

Xe Observation.

Une femme d'une faible constitution, née d'une mère qui avait eu long-temps des flueurs-blanches très-abondantes, s'étant mariée, eut plusieurs enfans, qui mouraient peu de temps après leur naissance. Ayant avorté, elle consulta

Riedelinus, qui, jugeant que l'avorte-
ment et les couches malheureuses pro-
venaient des flueurs-blanches qui tour-
mentaient cette femme, lui conseilla de
prendre des bains de memminguen
(alun, bitume, vitriol, nitre), qui
avaient une grande réputation dans le
cas dont il s'agit, mais leur usage ne
fit qu'augmenter l'écoulement, et la
malade ne guérit pas. (RAYMOND.)

CHAPITRE II.

EXAMEN DU SIÉGE, DE LA NATURE, DES CAUSES, DE LA MARCHE, DE LA DURÉE, DES COMPLICATIONS, DES TERMINAISONS ET DES SUITES DES FLUEURS-BLANCHES; ENFIN DES MALADIES QUI ONT QUELQUE ANALOGIE AVEC ELLES.

SIÉGE.

Les flueurs-blanches peuvent atteindre les deux sexes (1) ; cependant elles

______

(1) Vers la fin de décembre 1769, il y eut, dans une petite ville de France, plus de soixante personnes des *deux sexes* et de *tout âge*, affectées de flueurs-blanches. (Roux, *Journal de médecine.*)

Les animaux eux-mêmes sont quelquefois atteints de cette maladie ; par exemple, les chevaux, les jumens, les taureaux, etc., etc.

sont plus fréquentes chez les femmes que chez les hommes.

Des recherches anatomico-pathologiques des savans BONNET, DOLFUS, BOEHMER, MORGAGNI, PORTAL et BLATIN, il résulte que les flueurs-blanches ont leur siége :

Chez les femmes :

Très-souvent dans le *col de la matrice*, et le *vagin ;* souvent dans la *matrice* et rarement dans les *trompes utérines* (1).

Chez les hommes :

Très-souvent dans le *canal de l'urètre* et rarement sur les *glandes de Cowper*, la *prostate*, le *gland* et le *prépuce*.

---

(1) BELL, se fondant sur quelques observations, a prétendu que, chez les femmes, le canal de l'urètre peut servir de siége aux flueurs-blanches ; et un passage de la 47ᵉ épître, n° 21, de MORGAGNI, semble confirmer son opinion.

NATURE.

Les flueurs-blanches sont intimement composées d'une matière diversement colorée, dans laquelle nagent des myriades d'animalcules (1) d'une si excessive ténuité, qu'à l'aide d'un microscope, on peut voir jusqu'à cinquante mille d'entre eux dans une seule goutte de liqueur.

Les flueurs-blanches sont très-souvent verdâtres ou jaunâtres, souvent blanches et rarement grisâtres, noirâtres ou bleuâtres.

Leur degré de densité est trop variable, pour pouvoir être déterminé; en effet elles ont tantôt la consistance d'une décoction de racine de guimauve, tantôt celle du blanc d'œufs, tantôt celle du savon mou, etc. Leur odeur

____

(1) On donne ce nom à tout animal assez petit pour que, lors même qu'il est parvenu à son entier développement, nous ne puissions le voir qu'à l'aide d'un microscope.

est fade et analogue à celle que répand la viande très-mortifiée; dans certains cas elle tient de l'aigre, quelquefois aussi elle est plus ou moins fétide. Leur saveur est âcre et alcaline (1).

Les flueurs-blanches ont dans quelques cas, très-rares il est vrai, une âcreté à peu près égale à celle de la sanie des ulcères, et déterminent des rougeurs ou des excoriations sur les parties qu'elles mouillent.

Th. Cockson a vu une femme de vingt-sept ans, bien portante d'ailleurs, qui, quelques jours avant l'apparition de ses règles, éprouvait des douleurs dans les lombes, et un écoulement par la vulve, de matière verdâtre très-fétide, qui contenait un grand nombre de vers

---

(1) Nicolas Pechlin prétend qu'une dame eut la curiosité (très-bizarre, pour le moins, selon moi) de goûter des flueurs-blanches qu'elle avait depuis long-temps. Sa bouche fut tellement infectée de la saveur qui était aussi âcre que celle d'une lessive de potasse , qu'elle fut obligée de se gargariser tout de suite avec de l'eau.

vivans (1); cette femme fut guérie par
des injections de décoction d'absinthe ,
de camomille et d'huile d'olive.

---

(1) Les organes de la génération ne sont pas les seules
parties du corps où il se développe des animaux et des
animalcules ; on en a trouvé dans *le nez, les yeux, la
vessie, les reins, les intestins, l'estomac, le cerveau, les
poumons, la peau, les interstices des muscles, les os,
le sang, l'urine, le lait, la salive, le pus, la matière
ichoreuse des ulcères, le sperme*, etc. , etc. Enfin , si l'on
me demandait quelles parties peuvent en être exemptes...
je répondrais.... aucune ; et j'ajouterais.... je crois que
certaines maladies , telles que *angines, aphtes, blepha-
roblennorrhée, carie, charbon, claveau, cloque, croup,
dartre, diarrhée, eaux des chevaux, écrouelles, érysipèles, farcin, gangrène, gourme, ladrerie, lèpre, morve,
ophthalmie, pemphigus, phthiriasis, phthisie, plique,
polype, prurigo, rouille, scarlatine, schierliévo, scro-
phule, sibbens, syphilis, taches, teigne, ulcère, vaccine,
petite vérole, yaws, zona*, etc. , etc. , qui affectent
l'homme, les animaux ou les plantes, sont tantôt occa_
sionées, tantôt entretenues par des *animalcules* parasites qui leur sont communiqués par les corps environ-
nans, ou dont les germes se développent dans leurs
organes , sous l'influence de certaines causes ; je dirais
enfin : J'ai une infinité de preuves que tout l'art de
guérir la plupart de ces maladies consiste dans l'application raisonnée de certains remèdes, que l'expérience
a démontrés propres à détruire ces êtres parasites, sans
cependant nuire à l'individu malade.

MAURICEAU a vu une femme de cinquante ans qui, après avoir été deux ans sans voir ses règles, eut des pertes abondantes pendant sept mois. Il lui survint un ulcère utérin avec écoulement sanieux diversement coloré par la vulve; cet écoulement chariait avec lui des vers gros comme des grains d'orge. Cette femme mourut au bout de six mois. (Art. des accouchemens. *Observations chirurgicales. Cent.* 1, *obs.* 61.)

OVELGUNIUS dit qu'une femme, étant sortie huit jours après être accouchée, fut prise tout-à-coup de flueurs-blanches qui existaient encore douze semaines après et avaient excorié la vulve. Cette femme éprouvait des ardeurs d'urine : il lui sortait du vagin beaucoup de petits vers semblables à ceux que l'on trouve dans les fromages. On employa beaucoup de remèdes, qui consistaient en toniques, mercuriaux, sudorifiques, etc.; on fit des injections dans le vagin avec des décoctions amères. Les flueurs-blanches augmentèrent d'abord, diminuèrent ensuite, et finirent par se supprimer. Il leur succéda, dans le genou gauche et dans l'articulation du pied, une douleur qui rendait la station très-pénible, quoique cette position, d'abord gênante, diminuât ensuite les douleurs. On continua les remèdes : la malade rendit par les selles une grande quantité de vers; mais il cessa d'en sortir par la vulve. (*Nova acta natur. curios.*, *T. III, obs.* 60.) On trouve dans un ouvrage scientifique (1) l'observation suivante.

La femme d'un marchand, âgée de quarante-quatre ans, éprouvait dans le vagin un prurit très-incommode; elle rendait chaque jour par la vulve plusieurs ascarides vivans qui périssaient bientôt. Les injections de coloquinte dissipèrent ces insectes.

____

(1) *Miscellan.*, *natur. cur.*, *cap.* 9 et 10; append., observ. 27; hebd. 8

Timæus trouva dans la matrice d'une fille assassinée par son amant, une collection considérable d'ascarides vivans et de mucosité diversement colorée, au lieu d'un fœtus qu'il y cherchait.

Au sujet des observations curieuses que je viens de citer, le docteur Blatin fait des réflexions extrêmement judicieuses que je me plais à rapporter. « On a douté, dit-il (1), que ces vers » pussent prendre naissance dans l'u- » térus; mais je ne vois pas sur quoi » est fondé ce doute, ni pourquoi il » ne s'en formerait pas là comme dans » les autres parties revêtues par les » membranes muqueuses; on en a trou- » vé dans les fosses nasales; on en » voit fréquemment dans les narines » des moutons; ceux du *rectum* sont » très-communs. On lit dans le septième » volume des *Mémoires de l'Académie*

---

(1) Blatin, *du Catarrhe utérin* ou *des Flueurs-blan-ches.* Paris, vendémiaire an X (1801).

» *des sciences* (partie étrangère), l'ob-
» servation d'une personne qui rendait
» des vers avec ses urines (1). Dans tou-
» tes ces parties, les fonctions de la
» membrane muqueuse sont les mêmes
» que dans l'utérus; dans toutes on a
» trouvé des vers; pourquoi donc ré-
» voquer en doute que la matrice puis-
» se aussi donner lieu au développe-
» ment de ces animaux? D'ailleurs,
» quelle raison imaginer de leur dis-
» parition, après l'emploi des injec-
» tions amères dans le vagin, comme
» cela eut lieu dans les sujets des ob-
» servations précédentes, si, comme
» on l'a cru, ces ascarides ne faisaient
» que passer de l'anus dans le va-
» gin? »

On a vraiment lieu de s'étonner, après
la lecture de ce passage, que BLATIN
n'ait pas conclu que ces vers et les ani-

_____

(1) On trouve dans la *Gazette de santé*, 48ᵉ année
(1821), l'observation d'un malade qui rendait, depuis
plusieurs mois, en urinant, des vers vésiculaires.

malcules qui composent la matière des flueurs-blanches, étaient la maladie elle-même, lui qui devait connaître et les belles découvertes de Leuwenhoeck et les théories physiologiques et pathologiques auxquelles elles avaient donné naissance.

Aujourd'hui que les doctrines trop absolues de Brown, de Pinel, de Broussais ont fait place, dans l'esprit de presque tous les praticiens, à *l'éclectisme* si favorable à la vérité, on a tout lieu d'espérer que les recherches intéressantes des naturalistes ne seront pas perdues pour la médecine. Déjà quelques savans cherchent à reporter l'attention des médecins sur les animalcules qui attaquent l'homme.

Un membre de l'Institut, M. le comte Chaptal, a dernièrement cherché à faire partager au docteur Cullerier l'opinion qui attribue la syphilis à des animalcules. Quelques savans, en Allemagne, regardent une espèce de ver (*filaria papillosa* de Rudolphi) comme une des causes de l'ophtalmie en Égypte (1).

Un recueil scientifique anglais (2) nous apprend qu'on a trouvé un *ascaride pellucide* (espèce de ver) dans l'humeur vitrée des yeux des chevaux dans l'Indostan.

Je pourrais augmenter le nombre de ces citations.

CAUSES.

Les flueurs-blanches sont essentiellement formées par des animalcules dont les germes ne peuvent se développer sur *la membrane muqueuse* des parties génitales, et qui ne peuvent subsister sur cet organe, qu'autant qu'il est entièrement ou partiellement *frappé d'inertie*, c'est-à-dire, *privé de force vitale*.

______

(1) Græfe *Journal fur chirurgie und augenheilkunde,* Berlin, 3 band., cahier 1, an 1822.

(2) *Trans. of roy. society of Edinburgh*, tom. IX, an 1821, pag. 107; par Alex. Kennedy.

L'*inertie* de la membrane muqueuse
est donc la principale cause du développement ou de l'invasion des flueurs-
blanches (1).

Cette *inertie* peut être

1° *Habituelle;* alors elle produit les
flueurs-blanches habituelles; l'inertie

---

(1) Je vais citer, à l'appui de cette assertion, un fait
extrêmement remarquable que j'ai eu occasion d'observer dernièrement.

M. *** marchand de rouennerie, au sortir d'un pique-
nique, et se trouvant pris de vin, fit, il y a environ
six semaines, la rencontre d'une femme, cohabita avec
elle, et contracta une blennorrhagie. M. ***, à qui jamais chose semblable n'était arrivée, et qui est un bon
père de famille, en fut très-affligé, se fit aussitôt soi-
gner, et s'abstint d'approcher de son épouse, mais continua toujours à ne faire qu'un lit avec elle. L'épouse
de M. *** a l'habitude de prendre de temps en temps,
dans son lit, sa petite fille, âgée de deux ans et demi ;
l'enfant s'est plaint hier, 6 mai, de douleurs dans les
parties, et il s'est manifesté un écoulement qui, aujour-
d'hui, est abondant et jaune grisâtre. Du reste, cette
enfant, qui est d'un tempérament lymphatique, est
sans fièvre, se porte très-bien, et n'a pas fait de dents
depuis quatre mois. Il n'est peut-être pas inutile de dire
que le père, la mère et l'enfant n'ont pas discontinué
d'uriner dans le même vase de nuit. Certainement la
blennorrhagie a été communiquée à l'enfant par les

habituelle est ou héréditaire, ou acquise. *Héréditaire*, c'est-à-dire provenant des parens; *acquise*, c'est-à-dire particulière à l'individu et résultant de causes qui ont agi insensiblement (1) sur ses organes génitaux.

2° *Accidentelle;* alors elle produit les flueurs-blanches accidentelles. L'i—

émanations ou par le contact des draps salis, et dans ce cas, si la mère n'a pas contracté le même mal, cela tient à ce que l'énergie vitale de la membrane muqueuse de ses organes génitaux s'est opposée à l'établissement des animalcules. On sait, en effet, que c'est toujours aux êtres faibles ou affaiblis (hommes, animaux ou plantes) que les individus parasites s'attachent.

Je n'ai trouvé, dans les ouvrages qui traitent de la maladie qui nous occupe, aucun fait semblable à celui-ci; c'est ce qui m'a déterminé surtout à le publier dans tous ses détails. Cependant il paraît que des accidens semblables à celui que je viens de rapporter étaient très-fréquens chez les Israëlites, car une loi de Moïse défendait expressément de se coucher dans le lit et de s'asseoir sur le siége qui avaient servi à une personne affectée d'écoulement. Cette même loi (voyez *Lévitique* chapitre xv), afin d'arrêter la propagation de la maladie, prescrivait même la séquestration des malades.

(1) Ces causes sont énumérées à l'article du *Traitement préservatif*, pag. 79 *et suiv.*

nertie accidentelle est occasionée par une congestion sanguine des parties génitales.

La congestion sanguine est déterminée :

Par la pesanteur seule du sang, dans certains cas; par l'introduction trop violente, trop fréquente, ou le séjour trop prolongé d'un corps étranger dans les parties génitales; par une marche forcée; par un coït excessif; par la masturbation; par une impression vive de froid; par la suppression brusque d'une sécrétion abondante de sueur, de lait, par celle des lochies, d'un catarrhe nasal considérable, d'hémorrhoïdes, des règles, d'une diarrhée, etc., etc.; enfin par la répercussion trop prompte d'une éruption cutanée quelconque, par la dentition, par un vif chagrin, par une grande frayeur; par certaines constitutions atmosphériques (1), par l'action

---

(1) L'action de l'air atmosphérique, lorsqu'il y a

irritante de certaines substances sur la muqueuse génitale (1).

MARCHE, DURÉE, COMPLICATIONS.

Les flueurs-blanches accidentelles offrent dans leur *marche* quatre périodes distinctes : 1° l'invasion ; 2° l'apparition ; 3° la diminution des symptômes ; 4° la terminaison de la maladie. Leur durée ordinaire est d'environ quarante jours. Dans quelques cas elle n'est que de vingt jours, tandis que dans d'autres elle est de soixante jours et plus.

Les flueurs-blanches habituelles ont

épidémie de flueurs-blanches, ainsi que de quelques autres maladies, se borne dans bien des cas sans doute à transporter les germes de ces maladies.

(1) Voici un exemple remarquable de l'action des irritans :

M. *** ayant depuis long-temps une maladie vénérienne qui avait résisté à beaucoup de remèdes, son médecin lui prescrivit des bains tenant en dissolution une assez forte dose de sublimé corrosif ; dès le second bain, il se déclara, chez le malade, un écoulement assez abondant.

une *marche* tout-à-fait irrégulière : tantôt elles sont continuelles, tantôt elles sont intermittentes ; quelquefois elles alternent avec d'autres maladies, par exemple, des dartres, des migraines, des maux de dents, des douleurs, etc. Leur durée est absolument illimitée ; souvent elles ne durent que quelques mois, mais il arrive qu'elles durent des années : on a même des exemples de flueurs-blanches qui ont duré plus de quarante ans.

Les *maladies* qui *compliquent* les flueurs-blanches sont des engorgemens dans certaines parties des organes génitaux, tels que la prostate, les testicules, les grandes lèvres, etc., etc., le squirre et le cancer du vagin et de la matrice, les déplacemens, les polypes de cette dernière, des affections de l'ovaire, des maux d'estomac, des dartres, et autres maladies de peau ; l'entérite, l'hystérie, l'hypocondrie, etc.

TERMINAISONS ET SUITES.

La terminaison des flueurs-blanches varie selon leur *espèce* et suivant leurs *complications*.

Les flueurs-blanches accidentelles se guérissent quelquefois d'elles-mêmes, ou du moins cèdent au traitement le plus simple.

Les flueurs-blanches habituelles se guérissent au contraire très-rarement sans le secours de la médecine.

Les flueurs-blanches ne peuvent devenir mortelles que lorsqu'elles occasionent de graves lésions de tissu, ce qui est extrêmement rare. D'après MOR-GAGNI, les altérations de tissu qui résultent des flueurs-blanches, sont un boursouflement, un épaississement, une inflammation de la membrane muqueuse des parties génitales, qui dans quelques cas peut devenir cartilagineuse. Cette membrane est assez souvent le siége d'ulcérations, et rarement de taches gangréneuses.

Les flueurs-blanches habituelles, lorsqu'on m'y porte pas remède, sont plus ou moins promptement suivies d'une fièvre lente, du dérangement des digestions, de faiblesses et de maux d'estomac, de l'hypocondrie, d'un amaigrissement général ou quelquefois d'anasarque. On a des exemples de chutes de matrice, de fongosités au vagin, de squirrhes utérins et d'ulcères produits par des flueurs-blanches anciennes et très-négligées. On a vu des dames qui, pour avoir négligé de remédier à des flueurs-blanches excessives, ont fini par succomber à des ulcères de la matrice, à des diarrhées colliquatives, à des obstructions des viscères abdominaux et à la phthisie pulmonaire.

On a prétendu que les femmes depuis long-temps affectées de flueurs-blanches étaient presque toujours stériles. Je ne partage pas cette manière de penser;

car si quelques faits isolés semblent jus-
tifier cette opinion, une quantité pro-
digieuse de faits contraires la détrui-
sent.

Les flueurs-blanches qui sont compliquées par des fongosités du vagin,
des polypes utérins, une chute de matrice, des squirrhes, sont très-difficiles
à guérir, parce que ces polypes, etc.,
déterminent, comme le ferait tout autre
corps étranger, une congestion sanguine de la membrane muqueuse en-
vironnante qui entretient l'écoulement
des flueurs-blanches.

Les flueurs-blanches qui sont compliquées par des ulcérations un peu
considérables, sont très-rebelles; celles
qui sont compliquées par des ulcères
sont incurables.

MALADIES QUI ONT QUELQUE ANALOGIE
AVEC LES FLUEURS—BLANCHES.

Il y en a de plusieurs espèces :

1°. L'ulcère de la matrice, qui fournit un pus qui est, jusqu'à un certain point, analogue aux flueurs—blanches.

On reconnaît cette maladie à la couleur ordinairement très-foncée (noire ou brune) de son écoulement, à l'odeur très-fétide et souvent insupportable qu'exhalent les parties génitales; lorsque l'ulcère est situé dans le vagin ou au col de la matrice, aux désorganisations qu'on découvre à l'aide du toucher dans ces parties, et enfin aux douleurs qui sont beaucoup plus vives et beaucoup plus profondes que celles occasionées par les flueurs-blanches. Ces douleurs atroces sont fixes au-dessus du pubis (1), et s'ir-

____

(1) *Suppurati autem hœc sunt argumenta ; nimirùm quòd infimum ventrem acerbus occupet dolor, ac in*

radient vers les aines, les grandes lèvres, la partie supérieure interne des cuisses.

2°. Des abcès lentement formés dans les tissus voisins, s'ouvrent quelquefois dans le vagin, et donnent lieu à un écoulement de pus qu'on peut confondre avec les flueurs-blanches. On se détrompe par le toucher, qui fait découvrir l'orifice du conduit par lequel le pus découle. On peut aussi s'éclairer assez bien par la marche différente des deux maladies. En effet, l'abcès présente à l'observation, premièrement chaleur et douleur pendant quelques jours, puis pulsations dans un point fixe, douleur qui diminue graduellement, cessation des battemens, frissons vagues et écoulement purulent ; tandis que les flueurs-blanches sont loin d'avoir une marche aussi régulière.

---

cum vehemens pulsatio cadat ; quòd etiam mulier admotam alterius manum non sustineat. Hippocrate, *de Morb. mulieb.*, Sentent. 9.

3°. Enfin quelques symptômes de la syphilis , tels que certaines ulcé- rations , etc., produisent une matière purulente qui, lorsqu'elle découle des parties génitales, peut être confondue avec les flueurs-blanches; on a recours à l'examen des parties malades : s'il ne lève pas les doutes on s'éclaire par les signes commémoratifs, le mode de l'in- vasion et la marche de la maladie.

CHAPITRE III.

TRAITEMENT.

Le traitement des flueurs-blanches est ou *préservatif* ou *curatif.*

Le *traitement préservatif* est, comme l'indique son nom, destiné à préserver des flueurs-blanches, les personnes qui n'ont pas encore eu cette maladie, ainsi que celles qui en ont déjà été guéries.

Il est on ne peut pas plus important de se bien pénétrer des conseils qui sont consignés dans cet article; car il est rare que leur infraction n'amène pas plus ou moins promptement le retour des flueurs-blanches.

Le *traitement curatif* a pour but la guérison de la maladie.

Il varie selon l'espèce de flueurs-blanches; aussi, avant de l'entreprendre, est-il nécessaire de bien reconnaître la variété des flueurs-blanches, qu'il s'agit de guérir.

Les *flueurs - blanches accidentelles* font de rapides progrès, et sont très-douloureuses, etc. (*Voyez* pag. 83.)

Les *flueurs-blanches habituelles* ont au contraire une marche lente, et ne sont pas ordinairement douloureuses. (*Voyez* pag. 86.)

TRAITEMENT PRÉSERVATIF.

Les personnes les plus exposées aux flueurs-blanches, sont celles qui sont mariées, qui se trouvent dans l'âge de quinze à quarante-cinq ans, qui ont une constitution molle (lymphatique) (1) ; celles d'une faible constitution (2) nées d'une mère sujette aux flueurs-blanches;

---

(1) *Fluori magis idonea, si mulier laxis sit carnibus et pituitosa.* GALIEN, *de Locis affect.*, sententia, 6.

(2) *Quo enim magis ægri extenuantur, partes replentur muco.* BAILLOU. *Consilia medica.*

celles qui, habitant des cités populeuses, sont logées dans des lieux bas, humides (1) et mal aérés ; qui usent habituellement de chaufferettes ; qui portent des vêtemens, des corsets trop serrés ; qui prennent trop souvent des bains chauds ; qui mènent une vie molle et voluptueuse ; qui irritent les parties de la génération, par des lectures obscènes, la masturbation, un coït excessif, etc.

L'abus des alimens aqueux, du lait, des farineux , des fruits d'été, de la bière , du thé, le défaut de lactation, la suppression des sueurs, une vie trop sédentaire (2), des affections mo-

***

(1) Silvius de Leboe et Doloeus, médecins hollandais, remarquent que la température froide et humide et le sol marécageux de la Hollande et de la Belgique rendent les flueurs-blanches endémiques dans ces pays.

(2) *Leucorrhœa enim vel maximè his accidit quœ pravá vivendi ratione utuntur, luxuricsá quidem , sed minimè exercitatá : undè et nunquam visœ agrestes mulieres id profluvium pati, sed urbanœ, et inter eas quœ sunt mg is muliebri habitu , et quœ sedentariam vitam perpetuò degunt.* Forestus, *de Morb. mulieb.*, *in* schol, ad obs. 20.

rales tristes , prédisposent aux flueurs, aussi bien que certaines constitutions atmosphériques.

Pour se préserver des flueurs-blanches, qu'on ait, ou qu'on n'ait pas eu déjà cette maladie , il faudra donc :

Éviter les habitations humides privées des rayons du soleil, mal aérées, ou dont l'air est malsain. Rechercher au contraire celles qui sont bien exposées en bon air et surtout celles de la campagne ; prendre une nourriture substantielle et strictement proportionnée aux besoins ; s'abstenir de liqueurs spiritueuses ; boire du vin de préférence à toute autre boisson (1) ; faire de temps en temps sur le corps des frictions sèches , avec une flanelle ; renoncer aux vêtemens qui gênent la circulation du sang, tels que corsets , trop serrés , etc. ; porter sur

____

(1) HIPPOCRATE dit : *Mulier incœnata dormiat.........* *Profuerit quoque semel tantum cibum capere et multis se laboribus exercere, etiamqué exsiccanti uti diœtá et potu parcissimo meraciore.*

la peau des gilets de flanelle , afin d'y entretenir une transpiration facile et égale ; éviter l'influence des variations de température.

Proscrire l'usage des chaufferettes ; employer pour les bains de propreté de l'eau fraîche , sans être froide ; être très-peu sédentaire ; s'abstenir des conversations, des lectures , des habitudes licencieuses, et de la masturbation , si on a le malheur d'être sujet à ce honteux libertinage ; éloigner la tristesse , et prendre de la distraction et de l'exercice en bon air ; enfin s'abstenir de coucher avec les personnes affectées de flueurs-blanches abondantes, et surtout de se livrer au coït avec elles.

Lorsqu'une santé très-frêle , une disposition héréditaire , ou à plus forte raison un léger suintement font craindre l'apparition des flueurs-blanches , on doit redoubler de soins dans les précautions hygiéniques, indiquées ci-dessus , et prendre soir et matin, pendant quelque temps une prise du *remède de Lepère*, et de temps en temps un peu de *chocolat-réparateur* (1).

*Principiis obsta, serò medicina paratur
Cùm mala per longas invaluére moras.*
OVID.

TRAITEMENT CURATIF.

Ire Variété. *Flueurs-blanches accidentelles.*

Les flueurs-blanches accidentelles s'annoncent par des douleurs vagues dans le bas-ventre, de fréquentes envies d'uriner, une démangeaison plus ou moins incommode à la vulve, et dans le vagin chez les femmes, et à l'extré-mité de la verge chez les hommes; de

---

(1) Le Chocolat-Réparateur ne se trouve à Paris qu'aux adresses ci-dessous :

1° Quartier Saint-Jacques, à L'ANCIENNE PHARMACIE LEPÈRE, place Maubert, n. 27;

2° Quartier du Palais-Royal, *au dépôt de la phar-macie Lepère*, rue Sainte-Anne, n° 48, au premier;

3° Chaussée d'Antin, chez M. BAZIN, pharmacien, rue Chantereine, et à la maison des bains;

4° Faubourg Saint-Germain, rue Tarane, à la mai-son des bains.

la fièvre, des lassitudes, du dégoût pour les alimens; peu à peu la démangeaison augmente au point de devenir insupportable, la fréquence des envies d'uriner redouble, et, vers le troisième ou quatrième jour, il paraît un écoulement d'abord clair, peu abondant, puis jaunâtre ou vert, abondant et très-cuisant; alors l'ardeur d'urine est excessive, les malades éprouvent dans le bas-ventre une douleur assez profonde qui s'étend vers les aines, les grandes lèvres, le périnée, la partie supérieure et interne des cuisses. A partir du dixième jour, les douleurs commencent à perdre de leur intensité, les ardeurs d'urines se dissipent, la matière de l'écoulement s'épaissit, blanchit, et devient moins abondante; mais ce n'est guère que du quarantième au cinquantième jour environ (lorsqu'on n'oppose aucun remède à la maladie) qu'elle disparaît ordinairement.

Si les douleurs sont peu vives, et

qu'on n'ait pas à craindre de les voir
augmenter beaucoup , on peut sans
danger confier à la nature le soin de
sa guérison , en ayant toutefois attention de garder le repos , d'éviter tout
ce qui pourrait irriter l'organe malade ,
d'observer la diète , de boire une tisane
émolliente , et de faire dans l'organe
malade deux ou trois fois par jour des
lotions ou des injections avec de l'eau
pure , fraîche , sans être froide , en un
mot de suivre ponctuellement les conseils donnés à l'article du *traitement préservatif;* mais si les douleurs sont très-
vives , si les urines sont rares et cui-
santes , s'il y a de la fièvre, il faut :
appliquer au voisinage de l'organe
malade , de quinze à quarante sangsues
selon la violence des accidens et la force
du tempérament de la personne malade , prendre une tisane émolliente
nitrée , faire des fomentations et des injections émollientes. Il est quelquefois
nécessaire d'avoir recours à une se-

conde application de sangsues. Après la disparition des symptômes graves d'inflammations, on passe à l'usage du Remède de Lepère. Pendant le cours du traitement, il faut éviter avec le plus grand soin les impressions brusques de froid.

Lorsque les flueurs-blanches sont disparues, on se préserve de leur retour, en observant le *régime préservatif.*

II⁰ variété. *Flueurs-blanches habituelles.*

Ces flueurs-blanches sont ordinairement très-irrégulières : l'écoulement varie par sa couleur, par sa densité, etc.; il est très-rarement accompagné d'inflammation et de douleur. Les personnes habituellement affectées de flueurs-blanches, sont pâles, bouffies, blafardes, leurs yeux sont languissans, leur physionomie ressemble un peu à celle des personnes affectées de diarrhée (1);

____

(1) Ayant acquis la certitude, en suivant la clinique

elles éprouvent souvent des maux de tête, des douleurs vagues, des syncopes (1) , surtout lors des changemens de temps ; elles transpirent peu, elles sont maigres et chétives , leurs mouvemens sont faibles et incertains , elles sont essouflées au moindre exercice, elles ont de la répugnance pour le coït (2), elles sont très-frileuses, et éprouvent même en été la sensation d'un froid glacial dans

---

de M. Jadelot, de l'exactitude des signes physiognomoniques découverts par ce professeur, et à l'aide desquels on peut reconnaître chez les malades, sans examen ultérieur, le siége de quelques maladies , et jusqu'à un certain point, ces maladies elles-mêmes, j'ai étudié avec soin , sous ce rapport, la physionomie des leucorrhéïques, et j'ai fréquemment rencontré chez ces malades la scissure *sus-labiale* (nommée plus récemment *trait nazo-genal*), très-prononcée.

(1) *Quandò autem in matrice humores multi sunt, oculi dolent, caput calidum habent , vel languidum et vertiginem patiantur.* CLEOPATRE, *de Matrice humorosâ.* Collection d'Israël Spachius.

(2) *Quibuscumque matricis humor ad vulvam respondet, harum corpus frigidum est, nec possunt aliquo modo masculi coïtum gratum habere ; frigidum vero corpus intrinsecus habent usque in extremas partes.* CLEOPATRE, *de Matrice humorosâ.*

différentes parties du corps, mais principalement dans le dos, et aux seins ; le pouls est faible et lent, les parties génitales sont ordinairement relâchées (1); l'estomac digère mal, et les malades y éprouvent souvent un sentiment de tiraillement accompagné de faiblesses, d'envie de vomir, et même parfois de vomissemens ; quelquefois le ventre se gonfle, et le tissu cellulaire des membres inférieurs s'infiltre.

Enfin les malades éprouvent ordinairement une mélancolie et une tristesse qui quelquefois devient profonde et va même jusqu'au dégoût de la vie.

Le traitement des flueurs-blanches habituelles ou invétérées diffère essentiellement de celui des flueurs-blanches accidentelles ; en effet, ce dernier doit être conduit avec activité pour réussir

---

(1) Le col de la matrice est pâteux et volumineux ; son orifice est béant, plus ou moins dilaté ; la matrice elle-même, plus volumineuse que dans l'état naturel, descend dans le vagin, et quelquefois jusqu'à la vulve.

parfaitement, tandis que le premier n'a ordinairement de succès que lorsqu'on apporte dans son exécution une régularité et une persévérance assez grandes.

Pour guérir les flueurs-blanches habituelles, il faut :

1°. Attaquer directement les flueurs-blanches (1) au moyen d'un agent capable de les détruire;

2°. Éloigner en même temps toutes les causes de la maladie, en observant rigoureusement le traitement préservatif.

PREMIÈREMENT, *détruire les animalcules des flueurs-blanches.*

Mon remède produit merveilleusement cet effet, et a de plus l'avantage inappréciable d'être facile à prendre.

Voici comment on l'emploie :

Le matin à jeun; dans la journée, une ou deux heures avant le dîner; et le soir, deux heures après avoir mangé;

---

(1) C'est-à-dire, les animalcules qui les constituent, ou ce que d'autres nomment le virus.

8

on en prend avec la pointe d'un cou-
teau, gros comme une petite noisette,
qu'on roule entre ses doigts en une ou
mieux en plusieurs pilules qu'on avale.
Au bout de sept jours on double les doses, et on les continue jusqu'à parfaite
guérison. Lorsqu'on est guéri, on continue à prendre pendant quelque temps
de petites doses du remède, afin d'éviter
les rechutes (1). Les enfans au-dessous
de douze ans, ne doivent prendre que
la moitié des doses ci-dessus indiquées.

Les personnes qui sont échauffées
pendant le traitement, doivent, afin de
se tenir le ventre libre, prendre tous
les trois ou quatre jours un lavement
à l'eau de graine de lin, ou, ce qui vaut
mieux, à l'eau simple avec deux onces
d'huile d'amandes douces (2).

---

(1) *Quomodo quisque æger se refecerit, eodem sanus,
utatur, nam redit huic imbecillitas sua, nisi iisdem de-
fenditur bona valetudo quibus reddita est.* (CELSE, *de
Medicinâ*, lib. IV, cap. 5, n. 15.)

(2) *Præstiterit alvum facilem servari.* (HIPPOCRATE,
de Morb. mulieb. sententia 9.)

DEUXIÈMEMENT, *observer le traitement préservatif.*

Les conseils qui sont donnés à l'article du *traitement preservatif*, constituent ce qu'on appelle ordinairement le *régime ;* pour bien apprécier toute leur importance, il suffit de savoir que c'est toujours l'infraction de ces conseils qui est la cause de la non-réussite d'un traitement curatif, qui d'ailleurs eût été convenable, et qu'au contraire leur constante et rigoureuse observation peut faire quelquefois réussir un traitement, qui de lui-même aurait eu peu de succès.

Je vais citer à l'appui de cette asser-tion deux observations concluantes : j'ai recueilli moi-même la première, et j'emprunte la seconde au célèbre praticien RAULIN.

Ire *Observation.*

Depuis qu'elle était entrée dans le commerce, madame D....., établie épicière dans une rue très-commerçante mais peu aérée, avait toujours eu, de temps à autre, des flueurs-blanches; cependant, comme elle n'était pas très-incommodée par cette affection, et qu'elle avait d'ailleurs une très-grande répugnance pour les médicamens en général, elle n'avait jamais cherché à s'en guérir. A la mort de son mari, elle résolut de continuer à tenir sa maison de commerce jusqu'à ce qu'elle eût trouvé à la vendre convenablement ; dès-lors elle cessa absolument de sortir, et resta continuellement assise à son comptoir. Au bout de quatre mois, les flueurs-blanches, qui avaient peu à peu reparu, devinrent excessives et alarmèrent la malade au point de la déterminer à prendre pendant plusieurs mois des médicamens d'un goût assez désagréable : la maladie s'amenda, mais ne guérit point. Enfin, quinze mois après la mort de son mari, madame D..... vendit son fonds et se retira dans une propriété qu'elle avait à la campagne ; elle continua son traitement, observa rigoureusement le régime et guérit en un mois.

Depuis, sa guérison s'est entièrement confirmée ; il y a actuellement un an qu'elle n'a pas eu de flueurs-blanches, ce qui ne lui était jamais arrivé tant qu'elle avait été dans le commerce.

IIe *Observation.*

Je fus appelé, dit RAULIN, au commencement de l'année 1764, pour voir une demoiselle de huit ans, qui avait depuis plus de six mois des flueurs-blanches séreuses. Elle était maigre et ressentait déjà des tiraillemens dans l'estomac. Je m'informai si sa mère n'avait point eu de flueurs-blanches lorsqu'elle était grosse de sa fille ; elle avoua qu'elle en avait pour lors et même avant sa grossesse, qu'elles subsistaient toujours et qu'elle en était très-affaiblie.

Dès ce moment je regardai l'écoule—
ment de la fille comme héréditaire ;
d'ailleurs la petite malade avait toujours
été nourrie avec du lait, des potages,
des poulets et des compotes : on lui faisait boire du vin dès le berceau. A peine
avait-elle deux ans, qu'on lui permit de
prendre, tous les jours alternativement,
du thé, du café, du chocolat, et elle ne
sortait jamais de sa maison ou de son
jardin ; et tout cela, disait-on, par rapport à son extrême délicatesse. Après
ce récit, il ne fallait pas beaucoup de
réflexions pour reconnaître en cette demoiselle une double cause de flueurs-
blanches, l'une héréditaire et l'autre
compliquée, et acquise par l'abus d'un
régime aussi mal entendu que celui
qu'on lui faisait observer. J'annonçai
aux parens qu'il n'y avait qu'une seule
ressource que l'on pût tenter pour la
guérison de la petite malade ; c'était
de lui faire faire un séjour de deux ou
trois ans dans une campagne où les eaux

fussent bonnes, l'air vif et le climat tem-
péré, et de l'y nourrir de la même fa-
çon dont s'y nourrissent les paysans et
des mêmes alimens. Leur tendresse fut
alarmée de ma proposition. Cependant
ils cédèrent à la nécessité de suivre un
avis aussi salutaire, duquel dépendait
la conservation d'une fille unique très-
chérie. On choisit à cet effet la maison
d'un fermier située sur une hauteur qui
formait une espèce de montagne : elle
était environnée de plaines arrosées
par de grandes rivières. Lorsque la petite malade fut arrivée à ce nouveau séjour, on lui donna une gouvernante de
la campagne, qui n'était point instruite
du régime pernicieux qu'on lui faisait
observer à la ville. Je ne lui permis
pour nourriture et pour boisson que le
pain, le potage des fermiers, leurs lé-
gumes, quelques fruits, et l'eau d'une
source très-vive et très-abondante qui
sortait d'un rocher voisin et qui coulait
vers le Midi. Je fis joindre l'exercice à

ce régime ; elle ne déjeûnait pas sans avoir marché dans la campagne pendant une demi-heure ; après avoir déjeûné , elle se promenait jusqu'à ce qu'elle fût fatiguée ; elle en faisait de même l'après - dîner. Ces exercices étaient réglés et continués sans interruption , à moins que le temps ne fût très-mauvais, ou les dehors de la maison impraticables. Elle prenait tous les matins en se levant quelques gouttes de baume du Pérou , et buvait par-dessus une tasse d'infusion d'écorce amère de bigarrade. On mettait tous les huit jours dans la première cuillerée de soupe , à son dîner seulement, quelques grains de rhubarbe en poudre ; on la continuait deux ou trois fois jusqu'à ce qu'elle eût lâché le ventre. On suspendait de temps en temps tous les remèdes , afin que la nature ne s'en fît point une habitude , et qu'ils continuassent de produire l'effet que l'on se proposait. Un an après avoir commencé cet usage, on s'aperçut que les forces se rétablissaient, et que la transpiration était devenue assez abondante pour former de petites moiteurs, qui n'avaient point lieu auparavant; on les secondait en retardant d'une heure le lever de la malade, et on lui faisait prendre son baume deux heures avant son lever, et par-dessus une tasse d'infusion chaude de véronique mâle et de quelques zestes de bigarrade, en guise de thé. L'écoulement des flueurs-blanches commença pour lors à diminuer sensiblement et par degrés; il cessa totalement vers la fin de la seconde année de l'exercice et des remèdes. Quelque temps après on mit la demoiselle au couvent, où elle observa un régime régulier, mais moins sévère; j'appris quatre ans après qu'elle n'avait plus de flueurs-blanches, qu'elle était réglée, et qu'elle jouissait d'une santé parfaite. (RAULIN , *Traité des flueurs-blanches*, in-12. Paris, 1766.)

MÉMOIRE

SUR UN NOUVEAU REMÈDE

CONTRE

LA COLIQUE DE PLOMB.

MÉMOIRE

SUR UN NOUVEAU REMÈDE

CONTRE

LA COLIQUE DE PLOMB.

———

Témoin, il y a quelques années, à la clinique d'un de nos grands praticiens, des succès obtenus de l'application du traitement dit *de la Charité*, contre la colique de plomb, je pensai qu'on ne devait attribuer ces succès qu'aux purgatifs, et je projetai de faire, dès que cela me serait possible, *exclusivement avec les purgatifs*, quelques essais sur des animaux, afin de détruire toute incertitude à cet égard.

Il y a environ dix-huit mois que j'ai commencé mes expériences, qui ont été couronnées du succès le plus complet.

Voulant n'employer les purgatifs exotiques que lorsque j'aurais acquis la certitude de l'inutilité des purgatifs indigènes, j'expérimentai d'abord avec la *gratiole*, qui me réussit parfaitement.

J'ai fait prendre à quelques chats et chiens des doses variées tantôt d'oxide, tantôt de carbonate de plomb, et je leur ai fait sur le corps des frictions avec ces substances. Ces animaux ont bientôt présenté des symptômes plus ou moins violens d'empoisonnement, et tous ont été ramenés à la santé par l'emploi de l'extrait de gratiole qui a toujours mieux réussi lorsqu'il a été possible d'en administrer une certaine dose en lavement.

Ayant eu occasion de me trouver avec un médecin fort instruit (que je regrette de ne pas pouvoir nommer), je lui fis part des succès que j'obtenais avec la gratiole. Je répétai sous ses yeux mes expériences sur un chien-dogue auquel j'administrai l'extrait de gratiole en lavement et en pilules : les coliques, la rétraction du ventre et la constipation disparurent complétement, après trois jours du traitement suivant: chaque matin un gros d'extrait en lavement, et dans le courant de la journée un gros en six pilules.

M. *** fut étonné de la promptitude du succès; il eut la bonté d'applaudir à mes essais et d'accéder à la proposition que je lui fis de chercher à substituer, dans sa pratique, ce nouveau remède au traitement si compliqué de la Charité. Quatre cas se présentèrent successivement. Je vais en exposer les détails, à l'exception de ceux du premier, parce que la gratiole n'a été administrée d'abord que comme accessoire; mais je dois dire que le bon effet qu'elle produisit détermina le docteur à me promettre de l'employer exclusivement à la première occasion.

IIe *Observation.*

Le 15 juillet, le nommé **N**...., peintre en bâtimens, tourmenté par des coliques atroces, alla trouver son médecin, qui lui ordonna une potion anti-spasmodique éthérée ; il la prit, mais il n'en éprouva aucun soulagement, et passa la nuit la plus cruelle.

Le 16 mai au matin, **M.** *** ayant été appelé, eut la complaisance de me faire aussitôt avertir, et nous allâmes chez le malade ; il présentait tous les symptômes de la *colique de plomb*. Le docteur ordonna au malade de prendre deux lavemens simples, tenant chacun en dissolution un demi-gros d'extrait de gratiole, le premier tout de suite, et le second au bout d'une heure.

A midi nous revîmes le malade ; il avait eu une selle peu abondante et se trouvait soulagé. **M.** *** lui ordonna de prendre, de demi-heure en demi-heure, une pilule d'extrait de gratiole de six grains, jusqu'à concurrence de six pilules, et le soir un lavement semblable à ceux du matin.

Le 17 au matin, nous visitâmes le malade; il avait eu des nausées la veille, et n'avait pas évacué : il n'avait pas dormi de la nuit et avait eu de fortes coliques. M. *** lui ordonna de prendre par moitié, à demi-heure de distance, un demi-gros d'extrait de gratiole dissous dans huit onces d'eau tiède. Le malade eut plusieurs vomissemens. A midi, le médecin ordonna un lavement simple contenant un gros d'extrait de gratiole.

Le malade ayant beaucoup évacué, se sentit beaucoup mieux.

Le soir, M. *** ordonna encore un lavement avec un demi-gros du même extrait. Évacuations toute la nuit et toute la matinée du lendemain. Le 19, le malade ne souffrant plus, ne voulut plus rien prendre; cependant il n'a pas eu de rechute depuis, et il se porte très-bien.

IIIe *Observation.*

Dans la nuit du 4 au 5 août, V....., peintre en bâtimens, homme brun, âgé de trente ans, très-bien constitué, qui jusqu'alors s'était assez bien porté, fut éveillé par une colique horrible, accompagnée de nausées et d'une constipation insurmontable. On envoya chez un pharmacien qui donna une potion anodine composée de sirop diacode, une once, et eau de laitue, trois onces. Le malade n'éprouvant pas de soulagement, fit appeler, le 5, à sept heures du matin, M. *** : ce docteur se rendit aussitôt auprès du malade. Cet homme rapporta qu'il travaillait assidument depuis trois mois à la peinture à l'huile, en employant le blanc de Clichy (1), et qu'il éprouvait depuis quelques jours

______

(1) Les ouvriers peintres croient que le blanc de Clichy donne plus promptement la colique de plomb que le blanc de Krems.

une difficulté à uriner et à évacuer, et
de temps à autre des crampes dans les
pieds et dans les mains. Il dit ce qui lui
était arrivé dans la nuit, et ajouta que
pour l'instant, à cela près de la douleur,
qui était un peu moins aiguë, il éprouvait les mêmes symptômes, et que de
plus il était courbaturé. Le médecin
examina le malade, et vit que l'abdomen
était rétracté et légèrement sensible à
une pression assez considérable; que la
peau était froide partout, le pouls lent,
la face grippée et d'une teinte jaunâtre.

M. *** ordonna une potion composée
d'extrait de gratiole, un gros, et d'eau,
huit onces, à prendre en quatre fois à
demi-heure de distance, et de l'eau
tiède pour faciliter les vomissemens:
pour boisson, eau miellée. Le malade
vomit beaucoup, mais n'alla point à la
selle.

A deux heures, le médecin vit le malade et lui ordonna un lavement simple
additionné d'un gros d'extrait de gratio-

le, six pilules d'extrait de gratiole de six grains à prendre de deux heures en deux heures. — Pour boisson, eau miellée.—Un bouillon coupé pour toute nourriture. Le malade vomit, mais n'alla point à la selle. Les coliques revinrent pendant la nuit avec violence. Le 6 au matin M.*** ordonna au malade de prendre en deux fois, à demi-heure de distance, une potion composée d'extrait de gratiole, demi-gros, et d'eau, quatre onces. — Après l'effet de la potion un demi-lavement simple avec extrait de gratiole, demi-gros, de garder ce lavement le plus long-temps possible, et une heure après l'avoir rendu, un autre lavement simple, entier ; de prendre, après la potion et les lavemens, une pilule de dix grains d'extrait de gratiole, toutes les deux heures, jusqu'à concurrence de six pilules. — Diète.— Eau miellée.

Le malade vomit beaucoup après avoir pris la potion ; le lavement lui fit rendre une assez grande quantité de matières muqueuses, mais pas de matières dures. Le soir il y avait du mieux, le malade se sentait de l'appétit. Pour le soir et la nuit, M. *** ordonna six pilules d'extrait de gratiole, *ut suprà*, à prendre de deux en deux heures. — Pour boisson, toujours de l'eau miellée.

Le 7, le malade qui avait encore éprouvé des coliques assez fortes pendant la nuit, rendit le matin en deux selles quelques matières très-dures et petites, il se sentit le ventre dégagé.

Ordonnance. Dans la journée eau miellée. Vers les six heures du soir en quatre fois, à demi-heure de distance, une potion composée d'extrait de gratiole, deux scrupules, et d'eau, six onces. A dix heures du soir lavement avec un gros d'extrait, et une heure après lavement simple. Le malade évacua beaucoup dans la nuit.

8. Le malade se trouvait bien.

Ordonnance. Six pilules d'extrait de gratiole de six grains, dont on prendra une toutes les deux heures. Les évacuations continuèrent toute la journée et toute la nuit.

9. Le malade se trouvant bien, demanda à manger. M. *** ordonna la même dose de pilules que la veille et accorda une soupe.

10. Les évacuations et le mieux continuant, le malade voulut des alimens : on lui accorda deux bouillons et deux soupes.

11. Le malade se trouva très-bien et eut très-grand appétit. Les évacuations diminuèrent.

Les jours suivans, le mieux se confirma, le malade reprit ses travaux plus tôt qu'on ne le voulait; cependant il n'a pas eu de rechute.

IVe *Observation.*

M. *** n'a pu, à cause de ses nombreuses occupations, recueillir de cette observation que les doses de médicament administrées au malade ; je crois cependant utile de la publier parce qu'elle pourra, avec les autres, servir de guide aux médecins qui auraient la philanthropie de propager l'emploi exclusif de l'extrait de gratiole contre la colique de plomb.

Premier jour. Le matin, un gros d'extrait en lavement ; dans la matinée, en quatre fois, une potion composée d'un gros d'extrait de gratiole et de quatre onces d'eau ; dans la journée, eau miellée ; le soir, un demi-gros d'extrait en lavement.

Deuxième jour. Dans la matinée même potion qu'hier ; dans la journée, eau miellée ; le soir, un demi-gros d'extrait en lavement.

Troisième jour. Dans la matinée, même potion que le premier jour ; dans la journée, eau miellée ; le soir, demigros d'extrait en lavement.

Quatrième jour. Le matin, même

potion que le premier jour; le soir, un demi-gros d'extrait en lavement.

Cinquième jour. Dans la journée, eau miellée; le soir, un demi-gros d'extrait en lavement.

Sixième jour. Le matin, même potion que le premier jour; le soir, demi-gros d'extrait en lavement.

Ces observations ne laissent aucun doute sur l'efficacité *des purgatifs* employés *exclusivement* contre la colique de plomb, et en particulier sur l'efficacité de l'extrait de gratiole contre cette terrible maladie; elles détermineront certainement les médecins philanthropes à employer l'extrait de gratiole, qui, à ses avantages comme médicament, joint celui de coûter fort peu puisqu'il provient d'une plante qu'on trouve partout, du moins en France. Cette médiocrité du prix de l'extrait de gratiole acquiert une bien plus grande importance, lorsque l'on considère que la colique de plomb n'atteint ordinairement qu'une classe très-peu aisée de la société ; les ouvriers plombiers, peintres, broyeurs de couleurs, potiers d'étai vernisseurs, mineurs, etc., etc.

Afin d'aplanir toutes les difficultés qui pourraient s'opposer à l'emploi de ce précieux remède, je vais donner le procédé très-simple à l'aide duquel on a préparé dans ma pharmacie l'extrait de gratiole que nous avons employé.

Prenez : tiges et feuilles de gratiole (*gratiola officinalis*, L.) séchée avant l'épanouissement de ses fleurs, Q. S.; faites bouillir dans une bassine avec eau de rivière Q. S. pendant deux heures ; passez à travers une toile serrée ; faites bouillir de la même manière la même plante dans une nouvelle eau ; réunissez les deux colatures, et faites évaporer à feu doux jusqu'à réduction en extrait de consistance pilulaire.

Cette opération, réitérée très-souvent, a toujours produit en extrait pilulaire les cinq seizièmes de la plante sèche. M. le professeur Orfila a rapporté, dans son excellente Toxicologie, des observations de nymphomanie extraites de la thèse du docteur Bouvier, et attribuées par ce médecin à l'emploi de la gratiole. Afin de tranquilliser les médecins qui se détermineraient à faire usage de l'extrait de gratiole, je terminerai ce petit Mémoire par une remarque intéressante : c'est qu'à ma connaissance, et d'après l'avis de M.***, plus de douze cents malades de tout âge et de tout sexe, affectés de différentes maladies, ont pris comme purgatif des doses quelquefois très-considérables (1) d'extrait de gratiole, sans jamais éprouver le plus léger symptôme de nymphomanie.

---

(1) Demi-gros à un gros et demi.

VOCABULAIRE

EXPLICATIF

DES TERMES DE MÉDECINE,

PEU FAMILIERS,

RÉPANDUS DANS CET OUVRAGE.

VOCABULAIRE

EXPLICATIF

DES TERMES DE MÉDECINE

PEU FAMILIERS,

RÉPANDUS DANS CET OUVRAGE.

A.

ABDOMEN. Ventre.

ABDOMINAL. Qui appartient à l'abdomen, *au ventre*.

AIGREURS. Certains rapports, qui sont le résultat d'une mauvaise digestion.

ALCALINE. *Saveur alcaline.* Saveur qui se rapproche de celle de la lessive ordinaire.

ALEXIPHARMAQUE. Médicament tonique et excitant.

ANASARQUE. Hydropisie de tout l'extérieur du corps.

ANATOMIE. Art de séparer mécaniquement, d'isoler toutes les parties des corps organisés ; science qui a pour but la connaissance de ces mêmes parties : en un mot, l'anatomie est la science de l'organisation.

ANATOMICO-PATHOLOGIQUE. Qui a rapport, en même temps, à l'anatomie et à la pathologie. *Voyez* PATHOLOGIE.

ANGINE. Inflammation de la membrane muqueuse du pharynx et du larynx. Mal de gorge violent.

ANGOISSES. Sentiment de resserrement à la région épigastrique (région de l'estomac), accompagné de difficulté de respirer, et d'une tristesse excessive. C'est le dernier degré de l'*anxiété*.

ANODIN. Médicament propre à calmer et à faire cesser la douleur.

ANOREXIE. État dans lequel on n'a aucun désir de prendre des alimens. Défaut d'appétit.

ANTI-PHLOGISTIQUE. Médicament qui convient dans les maladies inflammatoires, qui rafraîchit.

ANXIÉTÉ. État de trouble et d'agitation avec sentiment de gêne et de resserrement à la région précordiale (région de l'estomac).

APHTHE. Les aphthes sont des taches blanches ou ulcérations superficielles qui se manifestent à l'intérieur de la bouche ou du pharynx, et qui quelquefois occupent une étendue considérable du conduit digestif.

C.

CACHEXIE. Mauvaise disposition du corps, ordinairement caractérisée par la pâleur de la peau, la maigreur, et quelquefois la bouffissure et la faiblesse générale.

CACOCHYMIE. Vice des humeurs en général et principalement du sang. C'est, d'après les médecins humoristes, la cause immédiate de la *cachexie*.

CANAL DE L'URÈTRE. Voyez *urètre*.

CANCER. Tumeur maligne, environnée de veines variqueuses qui ressemblent aux pieds du crabe.

CARIE. Ulcération des os, maladie dans laquelle leur tissu s'altère dans un point quelconque de leur surface et se change en une matière molle, déliquescente et d'une odeur fétide. On a distingué autrefois la *carie sèche* et la *carie vermoulue*. Mais la première est une affection particulière qu'on doit appeler *nécrose*, et la seconde est la carie proprement dite.

CATARRHE. Signifie *écoulement*. Ce nom a été donné d'abord à divers écoulemens de fluides muqueux, puis aux maladies qui produisent de semblables écoulemens dans une de leurs périodes. Ainsi on a dit : CATARRHE NASAL ou *rhume de cerveau,* CATARRHE UTÉRIN ou *flueurs-blanches,* CATARRHE PULMONAIRE ou *rhume.*

CÉPHALALGIE. Douleur de tête.

CHARBON. Tumeur noire, gangreneuse, nommée aussi *anthrax.*

CHLOROSE. *Pâles couleurs.* Maladie qui affecte spécialement les jeunes filles qui ne sont pas réglées, et qui est caractérisée par la pâleur ou la décoloration de la peau, la flaccidité des chairs, l'inaptitude au mouvement, etc.

CHRONIQUE. Se dit des maladies qui parcourent lentement leurs périodes. Il est opposé au mot *aigu.*

CIRCULATION. Mouvement circulaire du sang.

CLAVEAU ou *Clavelée.* Maladie éruptive et contagieuse propre aux bêtes à laine, et qui a beaucoup d'analogie avec la petite-vérole; elle peut s'inoculer comme cette dernière.

CLOQUE. Sorte de maladie pestilentielle qui attaque particulièrement *les péchers;* c'est vers la fin du mois de mars, que cette contagion se manifeste, et très-souvent du soir au matin. Les feuilles sont roulées sur elles-mêmes, et presque toujours cette roulure est le produit d'œufs d'insectes déposés sur elles; dans ce cas, les aspersions d'eau de tabac et une terre plus alimentaire déposée aux pieds des arbres, font cesser la maladie.

Col de la matrice. C'est la partie de ce viscère qui avoisine son orifice; ce col est étroit et allongé à-peu-près comme celui d'une bouteille.

Congestion sanguine. Ce mot exprime l'afflux et l'accumulation du sang, dans un organe.

Consomption. Diminution lente et progressive du volume de toutes les parties molles du corps. Ce mot exprime tous les degrés par lesquels il faut passer pour arriver de l'embonpoint au marasme.

Constitution. Ensemble de l'organisation de l'homme.

Constitutionnel. Qui tient à la constitution.

Constitution atmosphérique. État de l'atmosphère, considéré relativement à son influence sur la santé des hommes et des animaux.

Contagieux. Qui se communique par contagion.

Contagion. Communication d'une maladie par le contact médiat ou immédiat, ou par des miasmes.

Crampe. Contraction spasmodique et douloureuse de certains muscles. — *Crampe d'estomac.* Douleur vive qui a son siége dans les parois de ce viscère, et qui paraît due à la contraction spasmodique de sa tunique musculaire.

CRITIQUE. Qui appartient à une crise. —*Temps critique, âge critique.* Époque de la vie des femmes à laquelle les règles cessent ordinairement.

CROUP. Espèce de mal de gorge qui affecte presque exclusivement les enfans, et qui est caractérisé par une altération particulière de la voix, et le plus ordinairement par la production d'une fausse membrane dans les voies de la respiration.

CROUTE. Assemblage de petites plaques plus ou moins dures, formées par la dessiccation d'une humeur purulente. — *Croûtes laiteuses.* Éruption qui se manifeste particulièrement au cuir chevelu, et au visage chez les enfans à la mamelle, et qui consiste en des plaques ou croûtes de la couleur du lait desséché.

D.

DARTRE. Les dartres consistent, tantôt dans un assemblage de petits boutons rouges épars ou réunis, qui laissent suinter une humeur ichoreuse, et se convertissent en écailles furfuracées ou en croûtes plus ou moins épaisses ; tantôt ce sont des pustules, tantôt des phlyctènes, quelquefois des ulcérations, ou enfin de simples plaques rouges analogues à celles des érythèmes.

DÉLAYANS. Médicamens qui augmentent la liquidité du sang et des humeurs en accroissant leur volume aux dépens de leur masse ; telles sont toutes les boissons aqueuses prises en abondance.

DENSITÉ. Qualité de ce qui est lourd, épais et compacte.

DYSPEPSIE. Difficulté de digérer ; digestion dépravée ; digestion laborieuse.

DYSURIE. Difficulté d'uriner ; maladie dans laquelle on rend l'urine avec douleur et une sensation d'ardeur.

E.

ÉCROUELLES OU SCROFULES. Maladie endémique dans les gorges des montagnes et les lieux marécageux. Elle se manifeste par des tumeurs irrégulières, dures, indolentes, mobiles, qui occupent les glandes ou ganglions lymphatiques du cou, de l'aisselle, etc., sans altération de couleur à la peau. Ces tumeurs s'accroissent peu-à-peu, se ramollissent, et présentent de la fluctuation ; la peau qui les recouvre est luisante, d'un rouge bleuâtre, et s'ouvre dans différens points. Les plaies dégénèrent en ulcères qui, après une durée plus ou moins longue, se cicatrisent pour faire place à de nouvelles tumeurs dans d'autres endroits du corps. Le vice scrofuleux peut se porter sur les poumons, et donner lieu à la *phthisie,* ou attaquer les glandes mésentériques, et donner lieu au *carreau.*

ENGORGEMENT. Se dit des embarras qui se forment dans les vaisseaux du corps humain par des fluides trop abondans ou trop épais pour y couler avec facilité.

ÉPIDÉMIQUE. Se dit des maladies qui, attaquant en même temps beaucoup d'individus d'un même pays, dépendent d'une cause commune et générale, mais accidentelle, répandue dans l'air ou contenue dans les alimens, et cessent avec cette cause.

ERYSIPÈLE. Maladie superficielle de la peau, avec fièvre générale, tension et tumeur de la partie, douleur et chaleur plus ou moins âcre, et rougeur tirant un peu sur le jaune, inégalement circonscrite et disparaissant sous la pression du doigt pour reparaître aussitôt après. La partie affectée est ordinairement parsemée de petites pustules qui se changent bientôt en vésicules, et tombent, en se desséchant, sous forme d'écailles ou de matière farineuse.

ÉRYTHÈME. Rougeur inflammatoire.

Éruption cutanée. Apparition à la peau de taches, de pustules, de boutons, de vésicules, de rousseurs, de dartres, de gale, etc.

Excrétion. Action par laquelle la nature porte au dehors des matières qui sont à charge ou inutiles à l'économie animale.

F.

Farcin. Maladie des chevaux, chronique et contagieuse, caractérisée par des tumeurs plus ou moins volumineuses, plus ou moins dures, et quelquefois squirrheuses, qui suivent le trajet des vaisseaux, en formant une espèce de chapelet, suppurent lentement, dégénèrent en ulcères vermineux, fétides, cancéreux, et jettent enfin l'animal qui en est attaqué dans la langueur et l'épuisement.

Fomentation. Application externe d'un médicament liquide et chaud, au moyen d'une flanelle ou d'un linge.

Fumigation. Réduction d'un corps en vapeurs, que l'on dégage dans un espace circonscrit pour en purifier l'air; telles sont les fumigations faites avec la vapeur seule de l'eau, les fumigations aromatiques.

G.

GALE. Maladie de peau, se développant surtout aux mains et entre les doigts, par contagion, ou spontanément, par la négligence des moyens de propreté, due à la présence d'un animalcule, espèce de ciron (ACARUS SCABIEI, L.); consistant dans un nombre plus ou moins grand de pustules dures à leur base, qui contiennent dans leur sommet une sérosité d'abord limpide, puis purulente, et occasionent un prurit très-vif.

GANGRÈNE. La *gangrène* consiste dans l'extinction de toute action organique d'une partie : c'est une mort locale.

HUMORAL. Qui vient des humeurs.

H.

HYDATIDES. On donnait anciennement ce nom à toute tumeur enkistée, contenant un liquide aqueux et transparent. Aujourd'hui on ne le donne ordinairement qu'à un genre de vers vésiculeux, qu'on trouve dans les viscères de l'homme et dans ceux de certains animaux.

HYGIÈNE. Partie de la médecine, qui traite de la manière de conserver la santé.

HYGIÉNIQUE. Qui appartient à l'hygiène.

HYPOCHONDRIE. Maladie qu'on croit provenir

d'un vice dans les viscères situés dans les hypochondres, et qui est accompagnée de spasme dans différentes parties du corps, de flatuosités incommodes et d'affections d'esprit ou de maux imaginaires.

Hypogastre. Partie inférieure du bas-ventre.

Ichor. Sanie ou sang aqueux qui présente quelque qualité virulente et maligne.

Ichoreux. Épithète qu'on donne à un pus séreux et âcre, qui découle de quelques plaies, de certains ulcères, particulièrement de ceux qui affectent les tissus blancs, comme les ligamens, les tendons, etc.

Incisives. On nomme ainsi les quatre dents de devant de chaque mâchoire.

Inflammation *Voyez* Irritation.

Irritation. Action des irritans. Se dit aussi de l'état des parties irritées; dans ce sens il y a irritation dans une partie, quand sa sensibilité et son action organique sont augmentées. Si cet état donne lieu à une augmentation de chaleur, de rougeur et de tension, il y a *inflammation*.

L.

Lactation. Action d'allaiter un enfant.

Ladrerie. Maladie particulière au porc, et qui a beaucoup d'analogie avec les *scrofules*.

Laxatif. Remède qui purge sans irriter.

Lèpre. Maladie héréditaire et contagieuse, dans laquelle la peau se recouvre de tubercules durs, inégaux, plus ou moins volumineux, passant par degrés à un état d'ulcération, qui ronge les ongles et fait tomber les doitgs. Ces phénomènes sont accompagnés de la diminution progressive des fonctions des sens, de la chute des poils et des cheveux, etc., etc. Cette maladie est aujourd'hui extrêmement rare en Europe.

Leucorrhée. Flueurs-blanches.

Leucorrhéique. Qui a la leucorrhée.

Leucorrhoïque. Qui tient à la leucorrhée.

Lèvres. On donne le nom de *grandes* et de *petites* lèvres, à des prolongemens du tissu cellulaire, qui forment les bords de la vulve chez la femme.

Lochies. Evacuation sanguinolente qui suit l'accouchement, dont la couleur et la quantité diminuent insensiblement, dont la durée est illimitée et variable.

Lombes. Régions de l'abdomen, situées sur les côtés de la région ombilicale (du nombril), l'une à droite et l'autre à gauche.

M.

Malléole. Partie des os de la jambe, qui forme la cheville du pied.

Marasme. Desséchement général, maigreur extrême de tout le corps; le dernier degré de l'atrophie, suite ordinaire des maladies chroniques de la phthisie, du rachitis, de la fièvre hectique, etc.

Membrane muqueuse. On nomme ainsi une petite peau extrêmement mince, rose ou brune, ordinairement humectée par un fluide muqueux, et qui est déployée sur toute la surface intérieure de tous les organes creux qui communiquent à l'extérieur par les diverses ouvertures dont la peau est percée; tels que le nez, les yeux, la bouche, les mamelons et les parties génitales, etc.

Menstruation. Écoulement des règles chez les femmes.

Menstrues. Règles des femmes.

Métastase. Changement d'une maladie en une autre plus dangereuse, que certains médecins attribuent au transport de la matière morbifique dans un lieu différent de celui qu'elle a occupé primitivement.

MÉTASTATIQUE. Qui appartient à la Métastase.

MÉTRITE. Inflammation de la matrice.

MORBIFIQUE. Qui cause ou engendre la maladie.

MORVE. Maladie contagieuse et héréditaire, particulière au cheval, ayant pour siége la muqueuse nasale, les bronches ou même les poumons, et consistant en un écoulement de mucosités par les naseaux.

MUQUEUSE. Voyez *Membrane muqueuse*.

N.

NITRÉE. Qui contient du sel de nitre. C'est ordinairement de demi-gros à un gros qu'on met de ce sel par pinte de tisane.

O.

OBSTRUCTION DES VISCÈRES ABDOMINAUX. Engorgement, embarras qui se forment dans les petits vaisseaux de ces viscères, et y entravent la circulation des liquides.

OPHTHALMIE. Inflammation de l'œil.

OVAIRE. Nom de deux corps glanduleux, blanchâtres, ovales, et un peu aplatis, du volume d'un petit œuf de pigeon, situés sur les côtés de la matrice, à l'extrémité des trompes de

fallope , dans l'épaisseur de l'aileron posté-
rieur des ligamens larges ; composés d'un
tissu spongieux très-serré, et de plusieurs petites vésicules, remplies d'une liqueur claire,
lymphatique, que beaucoup de physiologistes
regardent comme des *œufs,* qui, par la fécon-
dation, deviennent des embryons.

P.

PATHOLOGIE. Partie de la médecine qui traite
de la nature, des causes, des descriptions,
des différences et de la classification des maladies.

PEMPHIGUS. Maladie cutanée qui commence par
un prurit, promptement suivi de plaques rouges, sur lesquelles se forment des vésicules
séreuses, transparentes, qui se terminent, après
quelques jours de durée, par l'effusion du liquide qu'elles contiennent, et par la dessiccation de leurs bases dénudées.

PÉRINÉE. Espace qui est entre l'anus et les parties génitales.

PERTES BLANCHES. Flueurs-blanches.

PHLYCTHÈNES. Petites tumeurs cutanées, vési-
culeuses, transparentes, qui contiennent une
humeur séreuse.

PHTHIRIASIS. État d'un végétal couvert d'insectes extrêmement petits, placés dans l'épi-

derme de toute la plante. Cette maladie est fréquente dans le *rosier*, *l'œillet* et le *houblon*; on la combat par des lotions et des aspersions savonneuses.

Phthisie pulmonaire. Pulmonie. Maladie de poitrine.

Pica. Maladie nerveuse des organes de la digestion, qui consiste dans un appétit dépravé, et le désir de manger diverses substances non nutritives, et qui répugnent plus ou moins dans l'état de santé : telles que la craie, le plâtre, le charbon, les cendres, etc.

Plique. Maladie endémique en Pologne, en Lithuanie, et dans quelques autres contrées du nord, ainsi appelée parce qu'elle est caractérisée par l'entrelacement, l'entortillement et l'agglutination des cheveux.

Polype. Excroissance muqueuse, charnue, fongueuse, mollasse, dilatable et contractile, qui se forme dans les narines, la matrice et autres cavités. Les chevaux y sont aussi sujets que les hommes.

Précordial. Région précordiale, région épigastrique, partie du ventre qui correspond à l'estomac.

Préparation. Opération de chimie-pharmaceutique par laquelle on dispose toutes les substances médicamenteuses à être employées :

telles sont la distillation, la filtration, la sublimation, l'évaporation, etc., etc. Chacune de ces opérations change, diminue ou augmente plus ou moins les propriétés d'un médicament, de sorte que pour le pharmacien qui veut préparer certains remèdes, ce n'est rien de connaître les médicamens qui entrent dans leur composition, s'il ne connaît pas la préparation que l'inventeur de ces remèdes fait subir à ses ingrédiens pour en extraire la quintessence.

PRONOSTIC. Prédiction des événemens heureux ou funestes d'une maladie.

PTYALISME. Salivation abondante et presque continuelle.

PUBÈRE. Qui a atteint l'âge de puberté, c'est-à-dire quatorze ans pour les jeunes gens, et douze ans pour les filles.

PURIFORME. Qui ressemble à du pus.

R.

RÉGIME. Usage raisonné et méthodique des alimens et de toutes les choses nécessaires à la vie, tant dans l'état de santé que dans celui de maladie.

ROUILLE. Nom d'une maladie qui attaque les plantes, et particulièrement les graminées, et qui n'est autre chose qu'un champignon parasite du genre des *uredo*, dont la couleur se rapproche de celle de la rouille du fer.

S.

SCARIFICATION. Petite incision faite à la peau avec une lancette ou un bistouri.

SCARLATINE. Maladie cutanée, épidémique et contagieuse, caractérisée par une éruption générale de taches irrégulières, d'un rouge écarlate, peu élevées au-dessus de la peau, accompagnée ordinairement de gonflement et de rougeur des tonsilles, de la difficulté d'avaler, de douleur et de chaleur dans l'intérieur de la gorge ; précédée pendant trois ou quatre jours, puis accompagnée d'un mouvement fébrile, et se terminant par la desquamation de l'épiderme.

SCROFULES. *Voyez* ÉCROUELLES.

SCROFULEUX. Qui est affecté de scrofules, autrement dit d'écrouelles.

SÉCRÉTION. Fonction organique qui s'opère spécialement dans les glandes, et consiste dans une élaboration particulière des matériaux du sang, d'où résulte la formation d'un liquide nouveau, tel que la bile, l'urine, le lait, la salive, etc.

SPERME. Semence, liqueur séminale.

SPORADIQUE. Se dit des maladies qui surviennent

indifféremment en tout temps et en tout lieu , par des causes individuelles , et indépendamment d'aucune influence épidémique.

Squirrhe. Tumeur dure, indolente, sans changement de couleur à la peau , se développant le plus souvent dans les organes glanduleux, et dégénérant en cancer. Le squirrhe est intimement composé d'une matière d'un blanc bleuâtre ou grisâtre, demi-transparente, analogue par sa consistance et son aspect à la couënne de lard ; lorsqu'elle se ramollit, elle prend peu à peu la consistance d'une gelée.

Suppression. Défaut d'évacuation de quelque humeur qui doit être rejetée au-dehors.

Suppression menstruelle. Suppression des règles.

Symptômes. Changement ou altération de quelque partie du corps ou de quelques-unes de ses fonctions, produit par une cause morbifique et perceptible aux sens. C'est par la collection et la succession des *symptômes* qu'on reconnaît une maladie. Les *symptômes* enfin deviennent des *signes ,* dans l'esprit de l'observateur qui les apprécie.

Syncope. Perte subite de connaissance , de sentiment et de mouvement avec sueur froide, pouls petit et presque insensible, respiration imperceptible.

T.

Taches. On nomme ainsi une maladie qui attaque les plantes, et qui est produite tantôt par des insectes, tantôt par de petites plantes parasites. Une foule de plantes à peine visibles vivent aux dépens des autres plantes, et les font souvent périr.

Teigne. Maladie cutanée chronique qui attaque le derme ou cuir chevelu, et consiste en pustules ou vésicules entourées d'une aréole rouge, d'où s'échappe lentement une humeur visqueuse et rougeâtre; ou bien ce sont des écailles furfuracées, ou des tubercules, soit épars, soit agglomérés en forme de godet, soit irréguliers, inégaux et bosselés.

Teigne des chevaux. Ulcération fétide qui vient à la fourchette des chevaux. On lui donne le nom de *teigne*, parce que la fourchette est vermoulue, de la même manière que le bois est piqueté par un insecte qui porte le même nom. Lorsqu'elle vient à pénétrer le vif, elle est accompagnée d'une démangeaison insupportable, et elle répand dans toute l'écurie une forte odeur de fromage pourri.

Temps critique. *Voyez* Critique.

Thérapeutique. Partie de la médecine qui a pour objet le traitement des maladies, c'est-à-dire qui donne des préceptes sur l'administration des moyens curatifs des maladies.

TROMPES UTÉRINES. TROMPES DE FALLOPE. Conduits longs de quatre ou cinq pouces, naissant des angles supérieurs de la matrice, et flottant par leur autre extrémité dans la cavité abdominale.

U.

ULCÈRE. Plaie des parties molles plus ou moins ancienne, accompagnée d'un écoulement de pus et entretenue par un vice local ou par une cause interne.

ULCÉRATION. Ulcère superficiel.

URÈTRE. Canal membraneux, cylindrique, commençant au col de la vessie; long de dix à douze pouces chez l'homme; n'ayant qu'un pouce de long, mais plus large, plus dilatable et très-adhérent au vagin chez la femme; servant à l'évacuation de l'urine dans l'un et l'autre sexe.

UTÉRO-VAGINAL. Qui appartient à l'utérus et au vagin.

UTÉRUS OU MATRICE. Organe destiné, dans l'appareil générateur de la femme et des mammifères femelles, à contenir le produit de la conception depuis qu'il a été fécondé jusqu'à la naissance. Elle est située chez la femme, dans la cavité pelvienne, entre la vessie et le rectum. Elle est formée d'une membrane extérieure ou séreuse qui appartient au péritoine, d'une membrane intérieure ou muqueuse et d'un tissu propre intermédiaire, qui, pendant la gestation, présente beaucoup d'analogie avec le tissu musculaire.

V.

Vaccine. Maladie boutonneuse particulière aux vaches, et qui, inoculée aux enfans, les préserve de la petite vérole. Ses caractères sont, dès le troisième jour après l'inoculation, un peu de rougeur et d'élévation à l'endroit de la piqûre ; le cinquième jour, démangeaison, vésicule pleine d'un liquide limpide, rouge et pointue au sommet ; unie, large et ordinairement incolore à la base ; le sixième jour, rougeur de toute la pustule dont le centre est déprimé et les bords gonflés en forme de bourrelet ; le septième jour, aréole rouge, circonscrite, plus ou moins étendue ; les jours suivans, progrès de l'affection locale, fièvre légère ; le onzième jour, terminaison de la période inflammatoire ; les jours suivans, dessiccation graduée de la pustule ; du quatorzième au vingt-troisième, croûte brunâtre, plus ou moins consistante , qui tombe du vingt-quatrième au vingt-septième jour, et laisse une cicatrice plus ou moins profonde. C'est le septième ou huitième jour que le fluide vaccin est propre à l'inoculation.

Vagin. Canal cylindroïque, de cinq à six pouces de long , situé dans l'intérieur du petit bassin, entre la vessie et le rectum ; communiquant par une de ses extrémités avec la vulve et par l'autre avec la matrice dont il embrasse le col tapissé intérieurement d'une membrane muqueuse, dont l'orifice est en partie bouché par l'hymen , qui se déchire par le coït ou accidentellement, et est remplacé par les caroncules myrtiformes.

Vaginal. Qui a rapport au vagin.

Varice. Dilatation excessive d'une veine. — Nodosité molle, inégale , indolente, livide, noirâtre, sans pulsation , cédant facilement à l'impression du doigt, reparaissant dès que l'on cesse la compression , formée par la dilatation d'une veine superficielle de quelque partie du corps, surtout des cuisses et des jambes. Les varices s'observent chez les personnes qui restent long-temps debout, chez les femmes grosses , etc.

Variole. Maladie cutanée, quelquefois sporadique , ordinairement épidémique, se développant par contagion, et dont les miasmes agissent à quelque distance en suivant la direction des vents; toujours précédée d'un mouvement fébrile.

Vulve. Ouverture longitudinale qui se trouve entre les parties saillantes de l'appareil extérieur de la génération chez la femme, étendue depuis le pénil (os pubis) jusqu'auprès de l'anus.

Z.

Zona. Maladie cutanée qui entoure, sous forme de demi-ceinture, la poitrine ou l'une des trois régions de l'abdomen. C'est une éruption qui semble tenir de l'érysipèle et de la dartre. Elle est surmontée de petites pustules très-rapprochées qui se dessèchent et tombent en écailles, tandis qu'il en renaît d'autres.

FIN.

9 782019 286361